SCHLUSS MIT

BLUTHOCH-DRUCK

ANKE NOLTE • PROF. DR. MED. MANFRED ANLAUF

Stiftung Warentest

INHALTS-
VERZEICHNIS

6 Sich herzgesund ernähren

7 Welches Medikament ist das richtige?

Hilfe

Erklärung der Symbole

Jede farbige Textpassage bietet Ihnen spannende und besonders wissenswerte Zusatzinformationen. Diese Symbole zeigen Ihnen, was Sie hier erwartet.

Gut zu wissen

Achtung!

Verblüffendes

Eine kurze Anleitung

Aus der Forschung

BLUTHOCH-DRUCK! UND JETZT?

Der Druck in den Gefäßen ist lebenswichtig, doch zu hoher Druck ist lebensbedrohlich. Deshalb sollte jeder seine Werte kennen und zu hohe Werte ernst nehmen.

Verantwortung übernehmen

Hand aufs Herz: Haben Sie in den letzten Jahren Ihren Blutdruck regelmäßig überprüft? Oder sind Sie aus allen Wolken gefallen, als bei einer zufälligen Messung hohe Werte herauskamen? Tatsächlich ist Bluthochdruck häufig ein Zufallsbefund. Knapp ein Drittel der Menschen mit einem zu hohen Druck wissen nichts von ihrer Erkrankung. Dabei ist ein Hochdruck kein Kinkerlitzchen – auch wenn es vielleicht so scheint: Denn viele Menschen haben Bluthochdruck und kaum jemand leidet darunter wirklich. Eine Hypertonie – so der fachsprachliche Begriff – macht nämlich meist keine Symptome. Weil Betroffene nichts von ihrer Hypertonie spüren, verdrängen sie oft ihre hohen Werte oder wissen eben gar nichts davon. Jahrelang leben sie mit erhöhten Werten und es passiert erst einmal – nichts.

Doch die Ruhe ist trügerisch. Der hohe Druck schädigt auf Dauer sämtliche blutversorgende Gefäße und damit lebenswichtige Organe, ohne dass wir es zunächst merken. Irgendwann machen sich dann Krankheiten bemerkbar, wie eine Herzschwäche, Nierenschäden oder verkalkte Herzkranzgefäße. Im schlimmsten Fall droht ein Schlaganfall oder Herzinfarkt. Deshalb hat die Weltgesundheitsorganisation (WHO) die Hypertonie zur weltweit größten Gesundheitsgefahr erklärt.

Diese beunruhigenden Nachrichten sind jedoch kein Grund zur Panik. Jede und jeder kann selber viel dafür tun, dass die Werte wieder in Ordnung kommen oder bleiben. Angefangen mit dem regelmäßigen Blutdruckmessen zu Hause (siehe S. 60). In vielen Fällen lassen sich zu hohe Werte regulieren, indem man seinen Lebensstil etwas umstellt. Und wenn das nicht reicht, steht eine Vielzahl von gut untersuchten Medikamenten zur Verfügung. Wenn Bluthochdruck rechtzeitig erkannt und bekämpft wird, stellen sich die bösen Folgen gar nicht erst ein. Es heißt also, Verantwortung für das eigene Wohlergehen zu übernehmen. Und diese Verantwortung sollten Sie in der Arztpraxis nicht abgeben. Sie können zum Beispiel mit Ihrem Arzt diskutieren, ob wirklich ein Medikament nötig ist. Und wenn ja, welches. Je besser Sie informiert sind, desto eher können Sie mit Ihrem Arzt eine gemeinsame Strategie entwickeln. Falls Sie Tabletten nehmen müssen: Die Senkung des Blutdrucks sollten Sie nie alleine den Medikamenten überlassen, sondern weiterhin klug für sich sorgen. Mit Bewegungs-, Ernährungs- oder Entspannungsmaßnahmen stehen die Chancen gut, dass die Dosis der Medikamente herabgesetzt werden kann.

EINMAL IM JAHR: Die Blutdruckwerte sollten mindestens einmal im Jahr überprüft werden. Ab dem 50. Lebensjahr besser halbjährlich. Je älter Sie werden, desto höher ist das Risiko, einen Bluthochdruck zu entwickeln. Die gesetzlichen Krankenkassen übernehmen ab dem 35. Lebensjahr alle drei Jahre die Kosten für einen „Gesundheits-Check-up".

Allein die Zahlen sind Grund genug, die Blutdruckwerte im Auge zu behalten: 20 bis 30 Millionen Bundesbürger haben eine Hypertonie, also fast jeder dritte Erwachsene. Unter den 70- bis 80-Jährigen sind sogar drei von vier Menschen betroffen. Bluthochdruck ist die Volkskrankheit Nummer eins in Deutschland.

Ein fein abgestimmtes System

Unser Blut braucht Druck, sonst kann es im Körper nicht zirkulieren. Und wir könnten dann nicht denken, handeln, leben.

Über das Blut werden die Organe, das Gewebe und die Zellen im Körper mit lebenswichtigen Substanzen versorgt: mit Sauerstoff, Fetten, Eiweiß, Kohlenhydraten, Mineralstoffen, Vitaminen und Hormonen. Neben der Versorgung erledigt das Blut die Entsorgung: Abfallprodukte, wie das Kohlendioxid, transportiert es zur Lunge, wo wir es als Gas ausatmen. Beim Einatmen tanken wir das Blut mit Sauerstoff auf. Dieses Blut fließt dann zum Herzen weiter. Dort beginnt der Kreislauf von vorn: Das Herz pumpt Blut in die Adern – durchschnittlich fünf Liter Blut mit 60 bis 80 Herzschlägen in der Minute. Vom Herzen gelangt das Blut zunächst über die Hauptschlagader, die Aorta, in die großen Schlagadern. Diese verzweigen sich in unzählige kleine Arterien, die sich wiederum millionenfach verästeln in winzige, feine Haargefäße, die Kapillaren. Kapillaren sind für den Austausch von Sauerstoff und anderen Stoffen zuständig. Weil sie durchlässig sein müssen, sind ihre Wände sehr dünn. Dagegen haben die vorgelagerten kleinen Arterien, auch Arteriolen genannt, eine sehr kräftige Wandmuskulatur, die es ihnen ermöglicht, sich sehr stark zusammenzuziehen und zu erweitern. So können sie den Blutfluss bedarfsgerecht steuern und die Haargefäße davor schützen, dass das Blut mit zu starkem Druck einströmt. Hauptsächlich in der Hauptschlagader, der Halsschlagader und in den Nierenarterien sitzen Messfühler in der Gefäßwand. Sie können die Dehnung der Arterienwand und damit den Druck des Blutes wahrnehmen. Diese Messstellen sind über Nervenbahnen mit dem vegetativen Nervensystem verbunden, das den Druck regulieren kann.

UNSER KÖRPER MISST DEN DRUCK: Wird signalisiert, dass der Druck die Wände dehnt, senkt sich die Aktivität des Sympathikus (siehe S. 76). In der Folge erschlaffen die Gefäße, das Schlagvolumen und die Schlagfrequenz des Herzens sinken und der Blutdruck fällt ab. Bei zu niedrigen Blutdruckwerten verläuft es umgekehrt: Die sympathischen Impulse verstärken sich, die Gefäße ziehen sich zusammen, das Herz pumpt schneller und kräftiger, der Blutdruck steigt.

Sowohl das Herz als auch die kleinen Arterien (Arteriolen) spielen eine zentrale Rolle bei der Regulierung des Blutdrucks. Genau genommen handelt es sich bei den Blutdruckwerten um den arteriellen Blutdruck: Arterien heißen die Blutgefäße, die das Blut vom Herzen wegbefördern. Adern, in denen das Blut aus dem Körper zum Herzen hinströmt, werden als Venen bezeichnet. Der Druck in den Venen ist sehr niedrig und reicht so eben mal aus, eine Strömung zum Herzen zurück aufrechtzuerhalten.

Beim Bluthochdruck geht es auch nur um den Druck in denjenigen Arterien, deren Blut von der linken Herzkammer in den Körperkreislauf fließt. Bei einer Druckerhöhung in Arterien, die von der rechten Herzkammer in die Lunge führen, handelt es sich um eine wesentlich seltenere andere Erkrankung. Bei diesem sogenannten Lungenhochdruck ist der Blutdruck im Lungenkreislauf zu hoch (siehe Grafik, S. 9). Ursache kann eine Lungenerkrankung oder zum Beispiel ein Herzklappenfehler sein. Dieses Krankheitsbild hat also mit dem herkömmlichen Bluthochdruck nichts zu tun.

Das Auf und Ab des Blutdrucks

Der Blutdruck sorgt also dafür, dass das Blut alle lebendigen Strukturen des Körpers in Ruhe und unter Belastung erreicht. Für die bedarfsgerechte Verteilung sorgen die Arteriolen. Beim Aufstehen aus dem Liegen erhöht sich der Blutdruck nach kurzem Absinken meist schlagartig, damit das Gehirn ausreichend durchblutet wird. Denn gegen die Schwerkraft muss das Herz das Blut nach oben in den Kopf pumpen.

HOCH HINAUS: Warum haben Giraffen einen wesentlich höheren Blutdruck als der Mensch? Weil ihr Hals so lang ist! Ohne einen hohen Druck würde das Blut nicht so weit nach oben in den Kopf gelangen.

Sind wir körperlich aktiv, benötigen bestimmte Muskeln mehr Blut, sodass auch hier die Herzarbeit und der Blutumlauf beschleunigt werden müssen: Der Blutdruck steigt an, die Durchblutung in den Muskeln nimmt zu. Auch Stress und Aufregung sowie andere Gefühle beeinflussen den Blutdruck, denn sie wirken sich auf die Spannung der Blutgefäße aus, die sich dadurch erweitern oder verengen. Und mit steigendem Herzschlag wird mehr Blut in die Arterien gepumpt. Vor einer Prüfung zum Beispiel geht ein hoher Blutdruck mit einem Höchstmaß an Wachheit und Konzentration einher.

Der Blutdruck hängt zudem von der Tageszeit ab: Nachts, wenn wir schlafen, sinkt er normalerweise ab und erreicht häufig gegen drei Uhr morgens einen Tiefpunkt – so auch die Körpertemperatur und Verdauungsprozesse. Danach steigt er wieder an, um uns auf das Aufwachen vorzubereiten. Wenn der Wecker klingelt, klettert er sofort in die Höhe, damit wir aufstehen und rasch aktiv werden können. Den ganzen Morgen über sind wir in der Regel sehr leistungsfähig, der Blutdruck bleibt auf hohem Niveau. Nach dem Mittagessen werden wir müde, der Druck sinkt, denn nun wird Blut für die Verdauung gebraucht. Ein Mittagsschläfchen kann den Druck weiter sinken lassen. Am späten Nachmittag erreichen Blutdruck und Leistungsfähigkeit einen zweiten Höhepunkt. Danach fällt er wieder ab und wir werden wieder müde.

Auch die Temperatur in unserer Umgebung spielt eine Rolle: Bei Kälte ziehen sich die peripheren Blutgefäße zusammen, um den Blutfluss zu verringern und möglichst wenig Wärme über das Blut zu verlieren. Gleichzeitig wird Muskelarbeit geleistet, um die Körper-

PERFEKT GEREGELT!

Die Kontrolle des Blutdrucks ist eine der komplexesten Funktionen unseres Körpers. Ein Wunderwerk!

Vor allem in der **Haupt- und in der Halsschlagader** sitzen Sensorzellen in der Gefäßwand, die auf die Blutdruckhöhe reagieren und Signale ans Gehirn senden.

Im Kreislaufzentrum des **Gehirns** laufen die Signale ein. Sobald der Blutdruck steigen soll, schickt das Zentrum über das **sympathische Nervensystem** Befehle an das Herz, an die Nebennieren und an die Blutgefäße.

Wenn das **Herz** stärker und schneller schlägt – gesteuert durch Gehirn und Hormone –, steigt der Blutdruck.

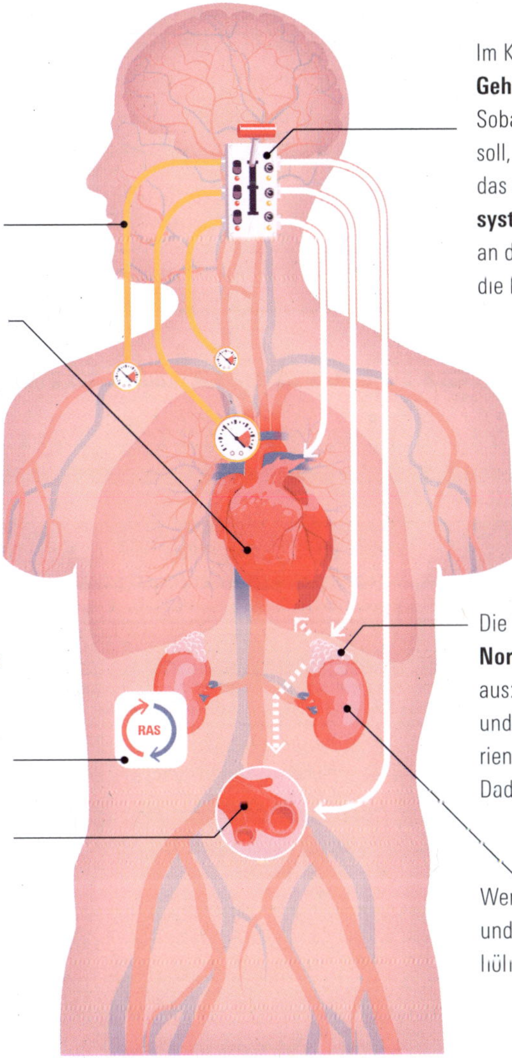

Die Nieren produzieren das Hormon Renin, welches das **Renin-Angiotensin-System (RAS)** anstößt. Das RAS ist ein wichtiger Akteur bei der Blutdruckregulation.

Die **Nebennieren** schütten **Noradrenalin und Adrenalin** aus: Das Herz schlägt schneller und stärker, die kleinen Arterien ziehen sich zusammen. Dadurch steigt der Blutdruck.

Wenn die **kleinen Arterien** sich verengen, steigt der Blutdruck.

Wenn die **Nieren** mehr Salze und Wasser zurückhalten, erhöht sich der Blutdruck.

temperatur aufrechtzuerhalten: Wenn wir frieren, zittern wir. Wenn uns dagegen warm ist, weiten sich die Gefäße, um mit dem Blut Wärme abzugeben. Studien zeigen, dass im Winter unsere Blutdruckwerte etwas höher liegen als im Sommer.

Schwankungen des Blutdrucks sind also völlig normal, und die Schwingungsfähigkeit des Blutdrucks ist sogar lebenswichtig. Von Herzschlag zu Herzschlag wird der Blutdruck neu justiert – ein Wunderwerk des Körpers. Physikalische ist es sehr einfach: Der Blutdruck steigt mit der Pumpleistung des Herzens und mit der Enge der kleinen Arterien, aber viele Organe und Mechanismen sind an der Regulierung des Blutdrucks beteiligt: das vegetative Nervensystem, die Nieren, die Nebennieren und andere. Weil die Regulation des Blutdrucks so kompliziert ist, gibt es viele verschiedene Medikamentengruppen gegen Bluthochdruck, die an verschiedenen Stellen ansetzen (siehe S. 131).

Wenn der Blutdruck aus dem Tritt gerät

Ein einzelner Messwert ist bei Ihnen zu hoch? Das sagt noch wenig aus. Für eine Diagnose sind mehrere Messungen und weitere Untersuchungen notwendig.

Besteht ein Verdacht auf Bluthochdruck, sollten Sie den Druck beim Arzt oder in der Apotheke mehrmals kontrollieren lassen und selber zu Hause regelmäßig messen (siehe S. 60). Der Blutdruck wird mit zwei Werten angegeben. Die Bedeutung der beiden Werte können wir verstehen, wenn wir wissen, wie das Herz arbeitet: nämlich wie eine Druck-Saug-Pumpe, die sich beständig zusammenzieht und wieder entspannt. Beim Zusammenziehen, der sogenannten Systole, presst das Herz das Blut in die Arterien – dieser Druck entspricht dem ersten, höheren Wert und wird systolischer Druck genannt. Der systolische Druck zeigt also den Blutdruck, wenn das Herz pumpt.

Wenn der Herzmuskel in der sogenannten Diastole dann erschlafft, wird das Blut angesaugt – den Druck in dieser Phase gibt der zweite Wert einer Blutdruckmessung an, der heißt diastolischer Druck. Der diastolische Druck zeigt also den Blutdruck, wenn der Herzmuskel entspannt ist. Deshalb ist er auch immer niedriger als der systolische, weil während der Entspannungsphase der Druck in den Arterien zurückgeht.

Wo liegt die Grenze?

Als Schwelle zum Bluthochdruck gilt ein Wert von 140/90 mmHg. Das heißt: Der Blutdruck ist dann zu hoch, wenn bei der ärztlichen Messung mehrmals Blutdruckwerte von oder über 140/90 mmHg an verschiedenen Tagen herauskommen, möglichst zu verschiedenen Tageszeiten gemessen. Bei der ersten Messung sollten Arzt oder Ärztin den Blutdruck an beiden Armen erfassen. Denn die Werte können unterschiedlich ausfallen, etwa, weil es auf einer Seite einen Engpass in den Gefäßen gibt. Der Blutdruck sollte zukünftig immer an dem Arm mit den höheren Werten gemessen werden.

MMHG: Die Maßeinheit mmHg steht für „Millimeter Quecksilbersäule". Denn bei älteren Messgeräten wird der Druck anhand der Höhe einer Quecksilbersäule in einem Glasröhrchen abgelesen. 120 mmHg bedeutet: Der Druck ist so stark, dass er eine Quecksilbersäule (Kürzel: Hg) in einem Glasrohr mit einer festgelegten Dicke 120 Millimeter hochtreiben kann.

Für die Diagnose Bluthochdruck ist es übrigens nicht erforderlich, dass beide Grenzwerte – also der obere und der untere – erreicht oder überschritten werden. Auch wenn nur der systolische oder diastolische Wert erhöht ist, spricht man von einem Bluthochdruck. Gerade bei älteren Menschen ab dem 65. Lebensjahr ist die isolierte systolische Hypertonie recht häufig, bei der nur der obere Wert über dem Grenzwert liegt (siehe S. 21). Bei jüngeren Menschen ist möglicherweise nur der untere, diastolische Wert zu hoch.

Der Grenzwert 140/90 mmHg gilt allerdings nicht rund um den Globus. In den USA haben die kardiologischen Fachgesellschaften die Schwelle herabgesetzt auf 130/80 mmHg. Das zeigt, dass die

Unterscheidung zwischen einem noch normalen und einem zu hohen Blutdruck einer gewissen Willkür unterliegt. Denn das Risiko für Schäden an den Organen steigt bereits ab einem Blutdruck von 120/80 mmHg kontinuierlich an. Diesem schleichend wachsenden Risiko versucht eine Unterteilung in „optimalen", „normalen" und „hochnormalen" Blutdruck gerecht zu werden (siehe Tabelle). So kann die Diskussion um die Grenzwerte das Bewusstsein dafür schärfen, dass es sich schon bei „hochnormalen", also gerade noch normalen Werten lohnt, den Lebensstil anzupassen.

Doch auch hierzulande gibt es niedrigere Grenzwerte, abhängig von der Mess-Situation: 140/90 mmHg – dieser Grenzwert gilt nur für eine Messung in der Arztpraxis. Weil die Werte in der Praxis in der Regel etwas höher ausfallen, gelten für die häusliche Messung etwas niedrigere Werte. Messen Sie selber den Blutdruck in den eigenen vier Wänden, heißt die Grenze: 135/85 mmHg. Bei einer sogenannten 24-Stunden-Blutdruckmessung mithilfe eines Geräts aus der Arztpraxis liegt der anzustrebende Durchschnittswert noch niedriger, nämlich bei 130/80 mmHg. Denn dabei handelt es sich um einen Mittelwert über 24 Stunden, das heißt, auch der normalerweise niedrigere nächtliche Blutdruck ist miterfasst.

Die Langzeitmessung

Blutdruckmessungen zu Hause können eine Diagnose sichern. Sie messen dann entweder selbst mit Ihrem eigenen Gerät oder der Arzt lässt eine 24-Stunden-Blutdruckmessung (auch ABDM genannt: Ambulante Blut-Druck-Messung) vornehmen. Dafür bekommen Sie ein tragbares Gerät angelegt, das Sie einen ganzen Tag und eine Nacht lang am Körper tragen und das in kurzen Abständen über eine aufblasbare Armmanschette selbsttätig den Blutdruck misst. Das kann zwar nerven, aber eine solche Messung bildet die Schwankungen Ihres Blutdrucks im Alltag am verlässlichsten ab.

Ein besonderer Vorteil dieser Langzeitmessung: Der Blutdruck wird auch während des Nachtschlafs kontinuierlich erfasst, denn normalerweise sinkt er in dieser Zeit um durchschnittlich 10 bis 15 Prozent. Bleibt diese nächtliche Absenkung aus oder steigen die Werte sogar über die Tageswerte an, kann das ein Hinweis auf einen Bluthochdruck sein, der durch andere Krankheiten ausgelöst wurde (siehe „Sekundäre Hypertonie", S. 18). Auch bereits eingetretene

GRENZWERTE BEI BLUTDRUCK

	SYSTOLISCH	DIASTOLISCH
OPTIMAL	unter 120	unter 80
NORMAL	120 bis 129	80 bis 84
HOCHNORMAL (D. H. NOCH NORMAL)	130 bis 139	85 bis 89
LEICHTE HYPERTONIE (GRAD 1)	140 bis 159	90 bis 99
MITTLERE HYPERTONIE (GRAD 2)	160 bis 179	100 bis 109
SCHWERE HYPERTONIE (GRAD 3)	über 179	über 109
ISOLIERTE SYSTOLISCHE HYPERTONIE	ab 140	unter 90

Die Maßeinheit ist mmHg. Ab einem Wert von 140/90 mmHg spricht man also von einer Hypertonie – das gilt allerdings nur für Messungen in der Arztpraxis. Bei der Selbstmessung liegt die Schwelle zum Bluthochdruck bei 135/85 mmHg. Wurde bei Ihnen eine Hypertonie festgestellt, können Sie sich für weitere Informationen auch an die Deutsche Hochdruckliga e. V. oder an die Deutsche Herzstiftung e. V. wenden.

Organschäden an Gehirn, Herz oder Nieren oder auch Schnarchen mit Atemaussetzern (siehe „Schlafapnoe", S. 20) verhindern das Sinken des Blutdrucks in der Nacht. Es hat sich gezeigt, dass nächtlich erhöhte Werte besonders gefährlich sind.

Eine 24-Stunden-Blutdruckmessung kann auch eine sogenannte Weißkittel-Hypertonie aufdecken, in Anspielung auf den weißen Arztkittel: In Anwesenheit des Arztes – vielleicht schon beim Betreten der Praxis – sind manche Patienten etwas nervös, wodurch der Blutdruck steigt. Bei etwa 10 bis 30 Prozent der Patientinnen und Patienten sind deshalb die Blutdruckwerte nur in der Arztpraxis erhöht, während sie zu Hause normal ausfallen. Bei betagten Menschen kommt das häufiger vor. Bei einem Teil dieser Patienten mit einer Weißkittel-Hypertonie entwickelt sich mit der Zeit aber ein richtiger Bluthochdruck. Wenn sich bei Ihnen ein Weißkittel-Effekt herausstellt: Messen Sie Ihren Blutdruck zu Hause immer mal wieder (siehe S. 60) und lassen sie ihn auch mithilfe einer 24-Stunden-Blutdruckmessung mindestens alle zwei Jahre testen. Medikamente sind zwar nicht nötig, doch sollten Sie schauen, an welchen Stellschrauben Sie drehen könnten, um gesünder zu leben (siehe S. 64). Nehmen Sie Ihr Ernährungs- und Bewegungsverhalten unter die Lupe und überprüfen Sie Ihren Stresslevel.

DAS UMGEKEHRTE PHÄNOMEN DES WEIßKITTEL-EFFEKTES: In der Praxis werden bei Patienten normale Werte gemessen. Stecken sie dagegen mitten im Arbeitsalltag, sind die Werte deutlich erhöht. Diese sogenannte maskierte Hypertonie (oder „Praxis-Normotonie") kann ebenfalls durch eine Langzeitmessung entdeckt werden. Auch für diese meist jüngeren Patienten gilt dann: gesünder leben und Blutdruck beobachten.

Mehr medizinische Befunde

Allein erhöhte Blutdruckwerte reichen nicht aus für Diagnose und Therapieentscheidung. Die Werte sollten immer in der Zusammenschau mit einer Reihe anderer medizinischer Befunde betrachtet werden. Denn zum einen gilt es herauszufinden, welche Form der Hypertonie bei Ihnen vorliegt. Handelt es sich wie in den allermeisten

Fällen um einen Bluthochdruck als eigenständige Krankheit, primäre Hypertonie genannt? Oder hat sich der Bluthochdruck aufgrund einer anderen Erkrankung entwickelt, ist also eine „Sekundäre Hypertonie" (siehe S. 18)? Der Arzt wird Sie körperlich untersuchen und abhorchen. Eine Verengung der Nierenarterien zum Beispiel als Ursache für einen Bluthochdruck ist manchmal über das Stethoskop zu hören. Zudem ist es wichtig, dass Blut und Urin untersucht werden. Eine Erhöhung des Kreatinins im Blut oder zu viel Eiweiß im Urin weisen vielleicht auf eine Nierenerkrankung hin (siehe S. 18). Bei Verdacht auf hormonelle Ursachen (siehe S. 19) werden beispielsweise die Nebennierenhormone im Blut oder Urin überprüft.

Auch weitere Risikofaktoren für eine Herz-Kreislauf-Erkrankung müssen ärztlich erfasst werden (siehe Gesamtrisiko, S. 36). Dazu zählen zum Beispiel eine familiäre Vorbelastung, ein Diabetes (siehe S. 56), eine Fettstoffwechselstörung (siehe S. 54) oder das Rauchen (siehe S. 89). Außerdem sollte kontrolliert werden, ob bereits Organe geschädigt sind: Laborwerte des Bluts und Urins zeigen, ob zum Beispiel die Nierenfunktion als Folge des Bluthochdrucks bereits beeinträchtigt ist. Ein EKG – also ein Elektrokardiogramm, das die elektrischen Aktivitäten der Herzmuskelfasern misst – gibt Aufschluss über Herzrhythmusstörungen (siehe S. 47) oder verengte Herzkranzgefäße (siehe S. 44). Bei einer Ultraschalluntersuchung des Herzens (Echokardiografie) können Ärztin oder Arzt erkennen, ob sich der Herzmuskel aufgrund eines schon länger bestehenden Bluthochdrucks bereits vergrößert hat (siehe Herzschwäche S. 43).

Eine Untersuchung des Augenhintergrunds (siehe S. 52) in einer augenärztlichen Praxis gehört bei schwerem Hochdruck ebenfalls zum Standardprogramm. Denn dieser Augenhintergrund ist die einzige Stelle im Körper, wo sich die Mediziner ohne Probleme die kleinen Arterien und Venen ansehen können. Wenn die Gefäße dort geschädigt sind, steigt die Wahrscheinlichkeit, dass sie auch im Gehirn, an den Nieren und am Herzen verändert sind. Über medizinische Befunde und Werte hinaus ist es wichtig, dass die Ärztin Ihre Krankengeschichte kennt. Außerdem sollten sie über Ihre Ess- und Trinkgewohnheiten Bescheid wissen, über verordnete und selbst gekaufte Tabletten und Nahrungsergänzungsmittel. Berichten Sie zum Beispiel auch, wie Ihr Alltag aussieht, wie viel Stress Sie haben, ob und wie oft Sie sich sportlich betätigen – und ob Sie rauchen.

Leichte Symptome bis hin zum Notfall

Die meisten Menschen merken über die Jahre nichts davon, wenn ihr Blut mit einem zu hohen Druck durch ihre Adern fließt. Und wenn sie davon wissen, fällt es ihnen verständlicherweise schwer zu glauben, dass es sich um eine wirkliche Gefahr handelt. Doch manchmal sendet der Hochdruck Warnzeichen. Die sind allerdings häufig unspezifisch und können auch ganz andere Ursachen haben, wie zum Beispiel Kopfschmerzen, eine rote Gesichtsfarbe, Klopfen an den Schläfen, Müdigkeit, Schwindel, Nasenbluten oder Ohrensausen. Aber auch, wenn sie keines dieser Symptome haben und Sie sich wohl fühlen, kann Ihr Blutdruck deutlich erhöht sein.

Manche spüren es nur diffus, wenn ihre Werte zu hoch sind. Sie fühlen sich irgendwie unwohl, etwa unangenehm nervös. Deutlicher werden die Symptome, wenn bereits Herz oder Nieren, Gehirn oder Augen Schaden genommen haben. Dann spüren Sie vielleicht eine Kurzatmigkeit bis hin zur Luftnot als Zeichen einer Herzschwäche, vor allem bei Belastung. Auch eine koronare Herzkrankheit könnte die Ursache sein. Schmerzen in der Brust (Angina Pectoris) gelten als weiteres typisches Symptom solcher Durchblutungsstörungen in den Herzkranzgefäßen. Sehstörungen können ein Zeichen für Gefäßschäden im Auge sein. Wenn das Gehen Schmerzen bereitet, muss das nicht unbedingt ein orthopädisches Problem sein: Womöglich sind die Gefäße in den Beinen infolge des Bluthochdrucks verengt (siehe PAVK S. 40). Dies sind ein paar Beispiele für Folgeerkrankungen des Hochdrucks (siehe ab S. 38). Nehmen Sie solche Beschwerden ernst. Durch eine konsequente Behandlung lässt sich verhindern, dass solche Erkrankungen weiter fortschreiten.

Wenn starke Luftnot auftritt, wenn die Brust zwischen den Schulterblättern oder der Bauchraum schmerzt und gleichzeitig der Blutdruck länger anhaltend sehr stark ansteigt (etwa auf über 200/120 mmHg) – oder auch plötzlich stark gefallen ist –, sollte sofort der Notarzt (Tel. 112) gerufen werden! Dann kann es sich um einen hypertensiven Notfall handeln oder um eine andere schwerwiegende Komplikation. Passiert das, muss man auf jeden Fall im Krankenhaus behandelt werden. Denn Organe wie Herz oder Hauptschlagader könnten lebensbedrohlichen Schaden nehmen.

Das gilt auch für Symptome, die denen eines Schlaganfalls ähneln. Die Durchblutung des Gehirns kann durch die Folgen des hohen Blutdrucks beeinträchtigt werden. Das kann sich durch verschiedene Anzeichen bemerkbar machen, wie plötzlich starke Kopfschmerzen, Schwindel, Sehstörungen, Übelkeit, Lähmungen, Bewusstseinsstörungen oder Krampfanfälle. Zu den hypertensiven Notfällen gehört auch die sogenannte maligne Hypertonie, die durch extrem hohe diastolische Werte von über 120 bis 130 mmHg gekennzeichnet ist. Patientinnen und Patienten mit einer malignen Hypertonie werden grundsätzlich auf die Intensivstation aufgenommen, weil Gehirn, Herz und Nieren besonders gefährdet sind. Eine maligne Hypertonie geht auch mit charakteristischen Augenschäden (siehe S. 52) einher, die durch den hohen Druck bedingt sind.

KEINE SELBSTBEHANDLUNG: Versuchen Sie in diesen Fällen keinesfalls, sich selbst mit Medikamenten zu behandeln. Entgleiste Blutdruckwerte, die mit Symptomen einhergehen, müssen im Krankenhaus mithilfe von Notfallmedikamenten langsam und schonend gesenkt werden. Die Organe können sonst auch durch einen plötzlichen Abfall des Blutdrucks geschädigt werden.

Mediziner grenzen von einem solchen hypertensiven Notfall die hypertensive Krise ab: Bei der hypertensiven Krise schießen die Werte zwar bedrohlich nach oben, doch es treten nicht die genannten Symptome auf. Kontrollieren Sie dann bitte, ob die Werte innerhalb einer halben Stunde fallen. Wenn nicht, sollten Sie sofort ärztlichen Rat einholen. Denn der Blutdruck sollte innerhalb einiger Stunden gesenkt werden, ein Aufenthalt in einem Krankenhaus ist aber nicht unbedingt notwendig. Wichtig ist es, den Ursachen der Blutdruckentgleisung auf die Spur zu kommen: Haben Sie Ihre Medikamente nicht wie verordnet eingenommen? Oder waren Sie sehr stark erregt, hatten große Angst, Stress oder Panik? Drogen, wie Alkohol, Kokain oder Amphetamine, oder bestimmte Medikamente, wie Rheumamittel oder Antidepressiva, können ebenfalls den Blutdruck in die Höhe treiben. Auch bei Bluthochdruck in der Schwangerschaft (siehe S. 24) oder bei Bluthochdruck bedingt durch Nierenerkrankungen oder Hormonstörungen (siehe S. 19) kann es zu einem krisenhaften Blutdruckanstieg kommen. Wenn Sie eine solche krisenhafte Situation erlebt haben oder Ihr Blutdruck schwer einstellbar ist, lautet eine Empfehlung, sich an einen Bluthochdruckspezialisten zu wenden. Adressen von Hypertensiologen und zertifizierten Hypertonie-Zentren finden Sie bei der Deutschen Hochdruckliga (DHL) e.V.

Organische Ursachen? Sekundäre Hypertonie

Meist lässt sich keine eindeutige Ursache für den Bluthochdruck erkennen. Man spricht von einer primären oder essenziellen Hypertonie. Dann ist der Bluthochdruck eine eigenständige Erkrankung, für deren Ausbruch oft ein ungesunder Lebensstil, eventuell kombiniert mit einer genetischen Veranlagung, verantwortlich ist.

Selten, bei etwa 5 von 100 Hypertonikern, liegt dem Bluthochdruck eine andere Erkrankung zugrunde. In diesen Fällen wird von einer sekundären Hypertonie gesprochen.

Ein Verdacht auf eine sekundäre Hypertonie taucht zum Beispiel dann auf, wenn Sie unter Bluthochdruck leiden und noch recht jung sind (unter 40 Jahren) oder sich der Bluthochdruck mit Medikamenten nur schwer einstellen lässt. Auch ein deutlicher Blutdruckanstieg innerhalb weniger Monate oder wiederholte Blutdruckentgleisungen können auf eine sekundäre Hypertonie hinweisen.

Eine sekundäre Hypertonie bedeutet meist eine Erkrankung der Nieren. Die Nieren spielen eine zentrale Rolle bei der Blutdruckregulation (s. Grafik S. 9), deshalb kann sich ein Nierenschaden auf den Blutdruck auswirken. Es können zum Beispiel die großen Nierenarterien verengt sein, Nierenarterienstenose genannt. In drei Viertel aller Fälle kommt die Verengung der Gefäße durch eine Verkalkung, also Arteriosklerose (siehe S. 39) zustande. Deshalb leiden viele Patienten gleichzeitig auch an verengten Herzkranzgefäßen (siehe S. 44) und an verengten Adern in den Beinen (siehe S. 40). Bei den übrigen Patienten liegen Fehlbildungen der Arterienwand vor, die sich schon in jüngeren Jahren zeigen.

Die Verengung der Nierenarterien macht ansonsten keine charakteristischen Symptome, die Patienten merken davon meist nichts. Manchmal kann der Arzt beim Abhören des Körpers unterhalb des Brustkorbs ein Geräusch im Rhythmus des Pulses hören. Es wird durch die Blutströmung an der Engstelle erzeugt. Eine Ultraschall-Untersuchung der Nieren kann eine Diagnose bestätigen helfen. Falls es nicht gelingen sollte, den Bluthochdruck mit Medikamenten in den Griff zu bekommen, kann über einen sogenannten Kathetereingriff nachgedacht werden, um die verengten Arterien zu weiten (siehe S. 156).

Neben den Nierenarterien, die von der Hauptschlagader zu den Nieren abzweigen, können auch die Nieren selbst, genauer das

Nierengewebe (Nierenparenchym) geschädigt sein. Das ist bei der renoparenchymatösen Hypertonie der Fall. Dieses komplizierte Wort steht für die häufigste Form einer sekundären Hypertonie. Ursachen können Entzündungen des Nierengewebes, zystische Veränderungen der Nieren, eine Diabetes-Erkrankung (siehe S. 56) oder eine Verlegung des Harnabflusses etwa durch Steine sein. Auch hier bemerken die Patienten häufig keine Symptome. Mit Blut-, Urin- und Ultraschalluntersuchungen kommt man diesen Krankheiten oft auf die Spur. Ein Indiz dafür kann es sein, wenn in der Langzeitmessung des Blutdrucks (siehe S. 12) die Werte in der Nacht nicht absinken, wie es normalerweise der Fall sein sollte. Bei der Therapie sämtlicher Nierenerkrankungen ist es wichtig, den Blutdruck gut und dauerhaft unter Kontrolle zu bringen, damit die Nieren durch den Bluthochdruck nicht noch weiter angegriffen werden.

NEBENWIRKUNGEN PRÜFEN: Bluthochdruck kann auch eine Nebenwirkung von Medikamenten sein! Die „Pille" oder Hormonpräparate gegen Wechseljahrsbeschwerden und Zyklusstörungen können den Blutdruck steigen lassen. Außerdem einige Schmerz- und Rheumamittel, nämlich die nicht steroidalen Antirheumatika (NSAR) sowie kortisonhaltige Tabletten.

Auch durch eine Überproduktion von Hormonen kann Bluthochdruck entstehen. Etwa wenn eine gutartige Geschwulst die Funktion von Nebennierenrinde, Nebennierenmark oder Schilddrüse stört – das alles sind Drüsen, die blutdrucksteigernde Hormone produzieren. Beim Conn-Syndrom zum Beispiel führen ein meist gutartiger Tumor oder mehrere kleinere Gewebswucherungen der Nebennierenrinde zu einer Überproduktion von Aldosteron. Deshalb wird dieses Krankheitsbild auch primärer Hyperaldosteronismus genannt. Der erhöhte Aldosteron-Spiegel vermindert die Salz- und Wasserausscheidung und treibt so den Blutdruck in die Höhe. Gleichzeitig kommt es zu einem Kaliummangel, der Muskelschwache, seltener Herzrhythmusstörungen verursacht. Sogenannte Aldosteron-Antagonisten hemmen die Wirkung des Hormons. Oder der Tumor wird operativ entfernt.

Beim Phäochromozytom ist ein meist gutartiger Tumor vor allem im Nebennierenmark die Ursache für eine erhöhte Produktion von Katecholaminen (etwa Noradrenalin, Adrenalin). Diese Überproduktion führt bei etwa der Hälfte der Patienten zu Blutdruckspitzen, die anfallsweise auftreten und mit Kopfschmerzen, Schwindel und Schweißausbrüchen sowie Herzrasen verbunden sind (siehe hypertensiver Notfall, S. 16). Bei der anderen Hälfte tritt eine andauernde Blutdruckerhöhung auf, meist auch nachts. Der Tumor wird in der Regel operiert.

Auch die Schilddrüse kann dem Blutdruck zusetzen. Eine Überfunktion belastet Herz und Kreislauf, sodass sich die systolischen Werte erhöhen. Interessanterweise kann auch eine Unterfunktion den Blutdruck hochtreiben, weil die Gefäße dadurch starrer werden. Bei einer Schilddrüsen-Unterfunktion erhöhen sich auch die diastolischen Werte.

Auch Schnarchen und Bluthochdruck können miteinander zu tun haben – dann nämlich, wenn die Geräusche von Atemstillständen unterbrochen werden. Die Betroffenen wachen von den Atemaussetzern meist nicht auf. Im Gegensatz zu ihren Bettgenossen, die sich belästigt – aber auch beunruhigt fühlen, wenn sie die Sekunden der Atempausen zählen. Es handelt sich dabei um eine sogenannte Schlafapnoe, nicht selten verbunden mit Schläfrigkeit am Tag. Der Begriff leitet sich aus dem Griechischen ab und bedeutet wörtlich tatsächlich „Atemstillstand im Schlaf". Oft verschließen sich bei den Betroffenen die Luftwege dadurch, dass während des Schlafs die Muskulatur der oberen Atemwege erschlafft. Deshalb verwenden Mediziner auch den Begriff obstruktive Schlafapnoe (OSA, Obstruktion = Verengung, Verstopfung). Weil dem Körper bei den nächtlichen Erstickungsanfällen Sauerstoff fehlt, wird das sympathische Nervensystem aktiviert, was wiederum den Blutdruck steigen lässt. Das passiert zunächst nur nachts, später sind dann auch tagsüber die Werte erhöht.

Körpergewicht sowie Alkohol spielen eine wesentliche Rolle als Mitursachen einer Schlafapnoe. Oft trifft es übergewichtige Männer im mittleren Lebensalter, bei denen sich das Fett auch im Schlund verteilt hat. Meist reicht es schon, wenige Kilo abzunehmen oder im Schlaf die Rückenlage zu vermeiden, um nachts regelmäßiger zu atmen und besser zu schlafen. Am Abend sollten Sie außerdem wenig oder keinen Alkohol trinken, denn dieser erhöht die Bereitschaft zu Apnoephasen, genauso wie Schlaftabletten.

Bringen diese Maßnahmen keinen Erfolg, empfiehlt sich eine Therapie mit einem Beatmungsgerät in der Nacht (CPAP-Gerät), das kontinuierlich positiven Atemwegsdruck erzeugt und so die Atemwege offenhält. Die meisten Patienten erfahren hierdurch eine deutliche Besserung ihres Befindens. Ein unbehandeltes Schlafapnoe-

Syndrom führt nicht nur zu Bluthochdruck, auch das Risiko für einen Schlaganfall oder Herzinfarkt steigt. Ist Schlaf wenig erholsam, sind die Betroffenen tagsüber müde und können sich nur schwer konzentrieren, steigt auch die Unfallgefahr. Depressionen entwickeln sich häufiger. Falls sich bei Ihnen eine sekundäre Hypertonie bestätigen sollte, gibt es einen Trost: Sie haben Grund zur Hoffnung, dass sich der Blutdruck wieder einkriegt, wenn die zugrundeliegende Erkrankung behandelt wird. Für renoparenchymatöse Erkrankungen gilt, dass durch Hochdruckbehandlung ihr Fortschreiten aufgehalten werden kann.

Und wenn es andere Umstände sind?

Schlanke Frauen und kleine Kinder mit Bluthochdruck? Das haben wir nicht auf dem Schirm. Ältere Menschen schon. Aber auch da gibt es Besonderheiten.

Fehlannahmen können gefährlich sein: Bluthochdruck ist zum Beispiel keine „Alte-Leute-Krankheit". Das Risiko, an einer Hypertonie zu erkranken, steigt zwar mit dem Alter kontinuierlich, kommt aber inzwischen auch immer öfter bei Kindern und Jugendlichen vor. Denn auch der Nachwuchs ist immer öfter übergewichtig. Auch stimmt die Annahme nicht, dass man es bei älteren Menschen mit dem Blutdruck nicht so genau nehmen muss. Falsch ist es auch, davon auszugehen, dass ein Bluthochdruck nicht so schlimm ist, wenn nur ein Wert zu hoch ist. Im Gegenteil! So kommt eine isolierte systolische Hypertonie – wenn also nur der obere, systolische Wert erhöht ist – bei älteren Menschen häufig vor und muss unbedingt behandelt werden.

Bluthochdruck ist zudem nicht nur Männersache! Auch Frauen fühlen sich meist ziemlich sicher: Viele von ihnen haben vor allem Angst vor (Brust-)Krebs, während sie Herz-Kreislauf-Erkrankungen nicht befürchten. Doch in Deutschland sind auch für das weibliche Geschlecht Herzinfarkt und Schlaganfall die führenden Todesursachen. Und nicht nur das: Auffällig ist, dass am ersten Herzinfarkt fast doppelt so viele Frauen wie Männer sterben. Ein Grund dafür: Frauen nehmen sich nicht als Risikopatientinnen wahr und erkennen deshalb auch weniger häufig die Symptome eines Herzinfarkts (siehe S. 46). Stattdessen schieben sie die Beschwerden auf das Alter, die Bronchien und den empfindlichen Magen. Zumal die Herzinfarkt-Symptome beim weiblichen Geschlecht oft anders aussehen als bei Männern – ein Phänomen, das die geschlechtsspezifische Medizin (Gendermedizin) schon seit Längerem erkannt hat.

Hochdruck bei Frauen

Bluthochdruck ist auch Frauensache: Eine Hypertonie ist eine häufigere Komplikation in der Schwangerschaft. Auch wenn Frauen die Pille einnehmen oder in die Wechseljahre kommen, kann eine Hypertonie auftreten. Doch tatsächlich haben weibliche Geschlechtshormone, die Östrogene, bis zu den Wechseljahren einen schützenden Effekt. So erkranken bis zum 50. Lebensjahr deutlich weniger Frauen als Männer an Bluthochdruck. Die Östrogene scheinen mit dazu beizutragen, dass die Blutgefäße elastisch bleiben. Vermutlich hemmen sie auch das Renin-Angiotensin-System (siehe S. 138), das bei der Blutdruckregulation eine große Rolle spielt. Ab den Wechseljahren dagegen sinkt der Östrogenspiegel und im Gegenzug steigt der Spiegel des männlichen Hormons Testosteron, das auch bei Frauen gebildet wird. Diese hormonelle Umstellung wirkt sich ungünstig auf den Blutdruck aus. Mehr als die Hälfte der Frauen entwickeln im Laufe der Wechseljahre eine Hypertonie.

SALZ REDUZIEREN: Durch die hormonellen Umstellungen in den Wechseljahren reagiert der Blutdruck bei vielen Frauen stärker auf Kochsalz. So kann eine Einschränkung des Salzkonsums besonders bei Patientinnen 50 plus hilfreich sein.

Unabhängig von Geschlechtshormonen und vom Lebensalter haben Frauen generell ein höheres Risiko für einen Schlaganfall als Männer – und Bluthochdruck ist der hauptsächliche Risikofaktor für einen Schlaganfall. Umso wichtiger, dass auch Frauen auf ihre Blutdruckwerte achten. Im Gegensatz zu natürlichen weiblichen Hormonen lassen synthetische Hormone den Blutdruck ansteigen. So verdoppelt bis verdreifacht das hormonelle Verhütungsmittel „die Pille" das bei jungen Frauen sonst sehr niedrige Risiko, dass das Blut mit zu hohem Druck durch die Adern rauscht. Bei Frauen, die Verwandte ersten Grades mit Bluthochdruck haben, kann der Druck sogar drastisch ansteigen. Sie sollten, wenn Sie die Pille nehmen, ihren Blutdruck mindestens einmal im Jahr beim Arzt kontrollieren lassen, bei familiärer Vorbelastung am besten alle paar Monate auch zu Hause messen, zu Beginn der Pilleneinnahme alle paar Wochen.

Macht sich die Nebenwirkung Bluthochdruck bei Ihnen bemerkbar, sollten Sie mit Ihrer Ärztin darüber sprechen, ob Sie auf andere Präparate oder alternative Verhütungsmöglichkeiten ausweichen können. Wenn Sie bereits Bluthochdruck haben, sollte der auf jeden Fall vor Einnahme der Pille behandelt werden. Zu beachten ist dann, dass die Pille die Wirkung von blutdrucksenkenden Medikamenten schwächen kann. Die Hormonpräparate in den Wechseljahren sind dagegen meistens kein Problem bei Bluthochdruck, wenn sie nur sparsam und zeitlich begrenzt eingenommen werden.

Wenn Sie Medikamente gegen Bluthochdruck, sogenannte Antihypertensiva, einnehmen müssen: Generell sind die Bluthochdruckmedikamente aller Wirkstoffklassen (siehe ab S. 131) für die Behandlung von Frauen geeignet, wenn man von Schwangerschaft und Stillzeit absieht (siehe S. 24). Doch es zeigt sich, dass bei Frauen häufiger Nebenwirkungen (siehe S. 150) auftreten als bei Männern – das gilt für die Medikamente aller Wirkstoffklassen. Insbesondere ältere Frauen reagieren tendenziell empfindlicher auf Medikamente als Männer, weil sie die Substanzen schlechter verstoffwechseln und somit langsamer ausscheiden: Die Stoffe bleiben länger im Körper und wirken stärker, sodass gerade bei schlanken, leichtgewichtigen Frauen die Standarddosierungen oft zu hoch sind. So bekommen Frauen unter ACE-Hemmern zum Beispiel (siehe S. 137) doppelt so häufig einen trockenen Reizhusten wie Männer. Wenn Sie einen Betablocker (siehe S. 144) einnehmen, sollten Sie darauf achten, dass Ihr Puls nicht zu langsam wird. Und ein zu starkes „Austrocknen" unter einem Diuretikum (siehe S. 142) kann sich durch Schwindel im Stehen oder beim schnellen Aufstehen bemerkbar machen. Frauen sollten also während der Behandlung ihr besonderes Augenmerk auf möglicherweise auftretende unerwünschte Wirkungen richten und beim nächsten Arztbesuch davon berichten.

Bluthochdruck in der Schwangerschaft

Bis zu eine von zehn Frauen entwickelt einen Bluthochdruck während der Schwangerschaft – schwangerschaftsinduzierte Hypertonie genannt – oder hatte schon vorher einen chronischen Bluthochdruck, also eine schwangerschaftsunabhängige Hypertonie. Ein Schwangerschaftshochdruck tritt meistens im dritten Drittel, nach der 20. Woche auf und klingt in der Regel innerhalb weniger Wochen nach der Geburt wieder ab. Der Blutdruck steigt zwar normalerweise immer in den letzten Monaten einer Schwangerschaft, weil das Herz dann mehr Blut durch den Organismus pumpen muss. Doch auch für werdende Mütter gilt der Blutdruck als erhöht, wenn der allgemeine Grenzwert von 140/90 mmHg erreicht oder überschritten ist (s. Tabelle S. 13).

BESONDERE VORSICHT: Sobald bei Ihnen während der Schwangerschaft die Bluthochdruckwerte auf 170/110 mmHg oder darüber steigen, gilt das als Notfall, der eine Krankenhausbehandlung notwendig macht.

Sowohl eine schwangerschaftsunabhängige Hypertonie als auch eine Schwangerschaftshypertonie sind normalerweise gut regulierbar. Liegt der Blutdruck noch unter 150/95 mmHg und haben Sie keine Organveränderungen oder Beschwerden durch Ihren Bluthochdruck, kommt vor allem Schonung infrage: viele Ruhepausen, Einschränkung der Aktivitäten, eventuell Bettruhe. Eine verminderte Kochsalzaufnahme oder eine Gewichtsabnahme wird dagegen, wie etwa für andere Hochdruckpatienten, nicht empfohlen! Alkohol und Nikotin verbieten sich in der Schwangerschaft sowieso. Wenn Sie einen anstrengenden Job haben, dann überlegen Sie, wie Sie sich Ihre Arbeit erleichtern könnten (zum Beispiel andere Aufgaben oder Dienste übernehmen) und Ihre Arbeitszeit verkürzen könnten. Sprechen Sie mit Ihrem Arbeitgeber darüber. Solche Maßnahmen können Medikamente unnötig machen. Kopfschmerzen, Sehstörungen, Oberbauchschmerzen, Eiweiß im Urin: Ein schwangerschaftsinduzierter Hochdruck, der mit diesen Symptomen einhergeht, kann Zeichen einer Präeklampsie sein, einer Gefäßerkrankung, die nur in der Schwangerschaft auftritt. Sie heilt zwar nach der Geburt wieder vollständig aus, muss aber sorgfältig beobachtet werden! Weil bei Schwangeren wissenschaftliche Studien nur sehr begrenzt möglich sind, weiß man nicht genau, ab welchen Werten medikamentös behandelt werden soll. Die europäische Leitlinie zum Bluthochdruck empfiehlt eine Therapie mit Medikamenten ab Werten von 150/ 95 mmHg. Weil Arzneimittel dem Ungeborenen Schaden zufügen können, versuchen Ärztin oder Arzt zumindest bei einem leichten Bluthochdruck die Mutter zunächst ohne Medikamente zu behandeln. Doch in manchen Fällen sind Medikamente notwendig und nützlich. Und es gibt blutdrucksenkende Mittel, die sich in der Schwangerschaft bewährt haben.

Nur wenige Medikamente sind allerdings gezielt an schwangeren Frauen getestet worden. Denn niemand will das Kind im Bauch unnötig gefährden. Als hervorragend an Schwangeren geprüft gilt der Wirkstoff Methyldopa aus der Gruppe der sonst nicht so häufig eingesetzten Alpha-2-Agonisten (siehe S. 149). Es ist das Mittel der Wahl, weil sich in den Untersuchungen keine wesentlichen unerwünschten Wirkungen auf das Ungeborene gezeigt haben. Die Studien haben insgesamt ergeben, dass unter Methyldopa rund um die Geburt seltener Blutdruckkrisen auftreten und die Rate der Fehlgeburten sich deutlich reduziert gegenüber einem unbehandelten Bluthochdruck in der Schwangerschaft.

Bei werdenden Müttern klettern die Blutdruckwerte vor allem abends und nachts in die Höhe. Messungen sollten daher auch am Abend vorgenommen werden, und es kann günstig sein, die Medikamente nicht morgens, sondern erst später am Tag einzunehmen. Besprechen Sie mit Ihrem Arzt, ob der Tagesrhythmus des Blutdruckes durch eine 24-Stunden-Blutdruckmessung untersucht werden sollte.

(!) MANCHE MEDIKAMENTE SIND TABU: Einige andere sonst übliche Hypertensiva, wie zum Beispiel ACE-Hemmer (siehe S. 137) oder Sartane (siehe S. 140), sind in der Schwangerschaft absolut tabu, in der Fachsprache: kontraindiziert. Frauen im gebärfähigen Alter, die diese Medikamente einnehmen, sollten auf eine sichere Verhütung achten, weil unter diesen Mitteln das Ungeborene schweren Schaden nehmen könnte.

Zur Beruhigung: Viele Schwangere mit einem erhöhten Blutdruck bringen ohne besondere Probleme gesunde Babys zur Welt. Sie

WANN IST DER DRUCK BEI KINDERN ZU HOCH?

ALTER (JAHRE)	OBERE BLUTDRUCKGRENZE JUNGEN	OBERE BLUTDRUCKGRENZE MÄDCHEN
3	110/70	109/71
4	110/70	110/71
5	111/71	111/71
6	111/71	112/72
7	113/72	114/72
8	114/73	115/73
9	116/74	117/74
10	118/75	119/75
11	120/76	122/76
12	124/77	124/76
13	127/78	126/78
14	132/80	127/76
15	136/82	128/80

Gemessen mit Blutdruckmanschette für Kinder. Die Maßeinheit ist mmHg.

sollten sich allerdings ärztlich engmaschig betreuen lassen und gegebenenfalls müssen eben auch Medikamente sein. Wenn Sie als Schwangere medikamentös behandelt werden: Nach der Geburt ist Abstillen nicht notwendig. Denn es gibt Mittel – dazu gehört auch Methyldopa –, die nur in geringen Konzentrationen in die Muttermilch gelangen und somit keine unerwünschten Wirkungen beim Säugling hervorrufen. Besprechen Sie auch das mit Ihrem Arzt oder Ihrer Ärztin und sorgen Sie dafür, dass Ihr Kind auch unter diesem Aspekt kinderärztlich mitbetreut wird.

Gute Informationen zu Arzneimitteln in der Schwangerschaft erhalten Sie unter www.embryotox.de. Das ist ein Beratungsportal, das an der Charité – Universitätsmedizin Berlin angesiedelt ist und vom Bundesministerium für Gesundheit gefördert wird.

Hochdruck bei Kindern und Jugendlichen

Kinder leben heute fast schon wie Erwachsene: Sie sitzen zu viel, essen zu viel und sind gestresst. Kein Wunder, dass sie in der Folge auch an „Erwachsenenkrankheiten" leiden, die vom Lebensstil abhängen – wie etwa Bluthochdruck, Diabetes Typ 2 oder Adipositas. Wie bei den Erwachsenen sind inzwischen auch immer mehr Kinder übergewichtig. Mit ihrem steigenden Gewicht, steigt für sie auch das Risiko für Bluthochdruck.

Mehrere Hundertausende Kinder in Deutschland sind an Bluthochdruck erkrankt, schätzt die Deutsche Hochdruckliga (DHL) e.V. Und schon bei den ganz jungen Menschen können die erhöhten Blutdruckwerte zu einer Herzschwäche (siehe S. 43), zur koronaren Herzkrankheit (siehe S. 44) und zu arteriosklerotischen Ablagerungen in den Arterien (siehe S. 39) führen. Doch bei einer konsequenten Behandlung können sich die organischen Schäden im Unterschied zu erwachsenen Patienten wieder vollständig normalisieren!

Je früher bei einem Kind die Hypertonie auftritt und je höher die Werte sind, umso wahrscheinlicher handelt es sich um einen sekundären Bluthochdruck (siehe S. 18), der meist auf eine Nierenerkrankung zurückzuführen ist. Sekundäre Hypertonieformen – also organische Ursachen – sind aber auch bei Kindern seltener als der primäre Hochdruck. Weitere Ursachen für Bluthochdruck im Kindesalter:

CHECKLISTE ABNEHMEN BEI KINDERN

Diäten sind bei Kindern tabu, aber Sie können einiges tun – möglichst ohne Druck!

- ○ Alarmzeichen für Übergewicht ist der Rettungsring um den Bauch Ihres Kindes. Dann sollten Sie aktiv werden.
- ○ Legen Sie viel Wert auf gesunde Mahlzeiten und das gemeinsam an einem Tisch. Mindestens drei Mahlzeiten am Tag sollten sein. Nehmen Sie sich Zeit fürs Essen, nutzen Sie die gemeinsame Zeit für Gespräche. Und vermeiden Sie es, dass nebenher der Fernseher läuft, dass ins Handy geschaut, gespielt oder telefoniert wird.
- ○ Verwenden Sie kleine Teller beim Essen, sodass automatisch die Portionen kleiner werden. Drängen Sie Ihr Kind nicht, alles aufessen zu müssen. Wenn es umgekehrt noch einen Nachschlag haben möchte, darf das sein.
- ○ Vermeiden Sie jegliche Süßgetränke, steigen Sie auf – kalorienfreies – (Mineral-)Wasser um. Ein Glas Mineral- oder Leitungswasser vor dem Essen bremst den Hunger. Auch zum Essen gehört Wasser dazu.
- ○ Bauen Sie mehr Bewegung in Ihr Familienleben ein, z. B. Ausflüge mit dem Fahrrad oder Schwimmbad-Besuche.
- ○ Hat das Kind keinen Hunger, weil es zwischendurch etwas gegessen hat, darf es ausnahmsweise eine Mahlzeit ausfallen lassen, muss dann aber mit dem Essen bis zur nächsten Mahlzeit warten und darf sich nicht einfach am Kühlschrank bedienen.
- ○ Dick machende Nahrungsmittel wie Pommes, Pizza oder Eis sollten vermieden, aber nicht verboten werden. Verbote machen diese Nahrungsmittel nur interessanter. Kochen Sie zusammen mit den Kindern die Lieblingsgerichte, mit gesunden Zutaten und gesunder Zubereitung. Halten Sie keine oder nur wenige Vorräte an Knabberzeug und Süßigkeiten im Haus.
- ○ Ganz wichtig ist, dass Sie selber ein gutes Vorbild sind: Bewegen Sie sich viel? Essen Sie gesund? Haben Sie Ihr Gewicht unter Kontrolle? Leben Sie es Ihren Kindern vor!
- ○ Holen Sie sich Hilfe: Sprechen Sie mit dem Kinderarzt, der auf ein ambulantes oder stationäres Therapieprogramm verweisen kann. Eine Übersicht finden Sie bei der Arbeitsgemeinschaft Adipositas im Kindes- und Jugendalter (AGA): www.a-g-a.de

Wirkstoffe, die bei der Behandlung des Aufmerksamkeitsdefizit-Syndrom (ADHS) eingesetzt werden, führen bei vielen kleinen Patienten zu erhöhten Blutdruckwerten. Auch Passivrauchen – etwa, wenn die Eltern qualmen – begünstigt die Entwicklung eines Bluthochdrucks bei den Kindern.

ERSTE SCHRITTE: Eine Gewichtsabnahme durch gesunde Ernährung und mehr Bewegung steht bei der Therapie im Vordergrund. Denn ein Bluthochdruck ist bei Jugendlichen in der Regel nicht sehr ausgeprägt und häufig durch starkes Übergewicht verursacht. Wie bei Erwachsenen fällt der Blutdruck um mindestens 1 mmHg pro Kilogramm Gewichtsabnahme.

Diäten sind tabu, da sie vor allem bei jungen Menschen schnell in eine Essstörung münden können. Für den Sport (siehe S. 98) gelten bei Kindern und Jugendlichen die gleichen Empfehlungen wie für Erwachsene: drei-, wenn möglich fünfmal die Woche mindestens 30 Minuten Ausdauersport. Wenn Joggen oder Schwimmen zu langweilig ist, sollten Sie nach Alternativen suchen, wie zum Beispiel Kampfsport oder Ballspiele. Kurse, bei denen es nicht so sehr um die sportliche Leistung, sondern vorwiegend um den Spaß an der Bewegung und um Körperwahrnehmung geht, können dicken Kindern helfen, dünner und fitter zu werden.

Ein Medikament ist dann angesagt, wenn Ihr Kind für sein Alter und seine Größe einen zu hohen Blutdruck hat, der sich durch eine Umstellung der Ernährung oder ein Sportprogramm auch nach mehreren Monaten nicht senken lässt. Oder Ihr Kind leidet vielleicht sogar schon an Folgeschäden des Bluthochdrucks, wie einem vergrößerten Herzmuskel oder verdickten Gefäßwänden. Ein Blutdruck sollte auch streng kontrolliert sein, wenn Ihr Kind an Diabetes (siehe S. 56), am metabolischen Syndrom (siehe S. 36) oder an einer Nierenkrankheit (siehe S. 51) leidet. Es liegen in der Zwischenzeit schon einige gute Studien vor, in denen Bluthochdruckmedikamente bei Kindern systematisch untersucht und die genaue Dosierung – abhängig vom Körpergewicht – ermittelt wurde. Sinkt der Blutdruck mit einem Medikament ausreichend, kann versucht werden, die Dosis wieder schrittweise zu reduzieren – unter der Voraussetzung, dass das Kind ein Ernährungs- und Sportprogramm einhält.

Der Blutdruck bei Kindern ist niedriger als bei Erwachsenen und steigt an, je älter und je größer sie werden (siehe Tabelle S. 26).

Daher gibt es für Kinder andere Normwerte, die sich an Alter, Größe und Geschlecht orientieren. Ab dem 16. Lebensjahr gelten für Kinder und Jugendliche dieselben Schwellenwerte wie für Erwachsene: 135/85 mmHg für den zu Hause gemessenen Blutdruck und 140/90 mmHg für die Arztpraxis. Wenn der Blutdruck Ihres Kindes regelmäßig gemessen werden soll, wenden Sie sich bitte an Ihren Kinderarzt, um zu klären, wie das erfolgen soll. Für die Messung bietet der Handel speziell für Kinder angepasste Geräte mit kleinerer Manschette.

Da eine Blutdruckmessung derzeit nicht Bestandteil der meisten Kindervorsorgeuntersuchungen ist. Behalten Sie den Blutdruck Ihrer Kinder im Auge, insbesondere bei Übergewicht oder wenn Sie selbst als Eltern einen Bluthochdruck haben.

Hochdruck im Alter

Drei von vier Menschen, die über 70 Jahre alt sind, haben Bluthochdruck. Das liegt unter anderem daran, dass die ursprünglich elastischen Wände der Blutgefäße immer starrer werden. Dennoch ist Bluthochdruck im Alter nicht „naturgegeben“. Bei Naturvölkern in Afrika oder Neu-Guinea beobachteten Forscherinnen und Forscher einen gleichbleibenden Blutdruck bis zum achten Lebensjahrzehnt. Bluthochdruck ist also keine normale Alterserscheinung, sondern eine Zivilisationskrankheit, die mit einer gesünderen Lebensweise vermieden werden könnte. Auch wenn Sie über 70 oder 80 Jahre alt sind: Es ist nicht zu spät, Ihre Ernährung (siehe S. 109) oder Ihr Bewegungsverhalten (siehe S. 97) im Alltag etwas zu verändern. Insbesondere, wenn Sie Ihren Salzkonsum reduzieren, könnte das einen großen Effekt haben, da der Blutdruck bei älteren Menschen häufig stärker auf Salz reagiert als bei jüngeren.

STRESS IN DER PRAXIS: Bei betagten Menschen mit Bluthochdruck ist die Tendenz zur Praxis-Hypertonie (siehe „Weißkitteleffekt“, S. 60) besonders ausgeprägt. Häusliche Selbstmessungen und eine 24-Stunden-Blutdruckmessung können Aufschluss darüber geben, ob die Werte in der Praxis immer zu hoch sind, zu Hause aber normal ausfallen.

Vor langer Zeit galt die Faustformel für den Bluthochdruck „100 mmHg plus Lebensalter“, um den oberen Grenzwert zu errechnen. Doch ein Blutdruck von 170 mmHg ist für 70-Jährige – ob Frau oder Mann – entschieden zu hoch. Inzwischen sind die Wissenschaftlerinnen und Wissenschaftler übereingekommen, dass zumindest auch die jüngeren „Älteren“ den Wert von 140/90 mmHg (siehe S. 13) nicht überschreiten sollten. Denn auch im höheren Lebensalter steigen ab diesem Wert die Risiken für Herz-Kreislauf- und Nierenerkrankungen. Und die können selbst im höheren Alter durch Medikamente gemindert werden, wie Studien zeigen. Ab 80 kann man es jedoch lockerer angehen lassen, eine Therapie mit Medikamenten muss aber ab einem systolischen Wert von 160 mmHg erwogen werden.

Doch ab welchen Werten sollte eine medikamentöse Behandlung beginnen? Und auf welche Werte sollte der Blutdruck durch die Behandlung fallen? Während die europäischen Leitlinien zur Prävention von Herz-Kreislauf-Erkrankungen für Patienten unter 70 Jahren in der Regel Zielwerte von 120 bis 130 mmHg empfehlen, muss die Blutdrucksenkung bei über 70-Jährigen nicht so intensiv ausfallen: Unter 140/90 mmHg bis 130 mmHg reicht den strengen Autoren der Leitlinien, und das auch nur, wenn sie es vertragen. Sind die Patienten dagegen gebrechlich und hilfsbedürftig, kann man auch höhere Werte in Kauf nehmen.

Eine weiteres Phänomen, das mit zunehmendem Alter auftritt, ist die sogenannte Pseudohypertonie: Bei manchen älteren Patienten (und Diabetespatienten) sind die Blutgefäße so starr, dass sie durch die Manschette des Blutdruckmessgerätes nicht mehr zusammengedrückt werden können. In diesen Fällen zeigt das Gerät einen viel höheren Druck an, als tatsächlich im Gefäß herrscht. Ein Hinweis darauf könnte zum Beispiel sein, dass der Blutdruck mit Medikamenten scheinbar schlecht einzustellen ist; das Messgerät zeigt eben immer die zu hohen Werte an. Oder trotz hoch gemessener Werte treten Beschwerden eines zu niedrigen Blutdrucks auf, wie etwa starke Müdigkeit, Konzentrationsschwäche, Schwarzwerden vor den Augen. Die Medikamente senken den Blutdruck also zu stark ab. In Einzelfällen kann eine direkte Blutdruckmessung sinnvoll sein. Dabei misst ein Messfühler, der über einen Katheter in die Ader eingeführt wird, den Druck direkt in einer Arterie. Diese Messung kann unter anderem im Rahmen einer notwendigen Röntgendarstellung Ihrer Arterien, zum Beispiel der Herzkranzgefäße, vorgenommen werden.

Ist bei Ihnen vielleicht nur der obere, systolische Wert erhöht und der untere, diastolische Wert relativ niedrig? Damit wären wir bei einer weiteren Besonderheit im Alter: der isolierten systolischen Hypertonie, die ab dem 65. Lebensjahr bei etwa jedem zweiten Hochdruckpatienten vorkommt. Der systolische Wert kann dabei zum Beispiel auf 180 mmHg ansteigen, während der diastolische Wert nur bei 85 mmHg liegt. Verursacht wird dieses Phänomen ebenfalls durch starre Gefäße: Aufgrund einer altersbedingten Arteriosklerose der Hauptschlagader und großer Arterien sind die Gefäße nicht mehr elastisch genug, um die Druckspitzen nach jedem Herzschlag durch Dehnung abfedern zu können.

Leider können Sie sich nicht damit beruhigen, dass wenigstens der diastolische Wert normal ist. Im Gegenteil: Je größer der Abstand zwischen dem oberen und unteren Blutdruckwert ausfällt (diese Differenz wird Pulsdruck genannt), desto höher ist Ihr Risiko für einen Schlaganfall oder für Herz-Kreislauf-Erkrankungen. Deshalb sollten Sie die Senkung Ihres Blutdrucks ernst nehmen, auch wenn „nur" der obere Wert erhöht ist.

DER UNTERE WERT: Wenn umgekehrt nur der untere, diastolische Wert erhöht ist, spricht man von einer isolierten diastolischen Hypertonie. Auch diese Hypertonie-Form muss behandelt werden. Sie kommt häufiger bei jüngeren Menschen vor, oft sind das übergewichtige Männer.

Vielleicht fragen Sie sich manchmal: Macht es in meinem fortgeschrittenen Alter wirklich noch Sinn, mich mit Blutdrucktabletten zu belasten? Sind die Nebenwirkungen nicht mitunter viel größer als der positive Effekt? Es lohnt sich sehr wohl, wie Studien nahelegen. Ältere Patienten, auch wenn sie über 80 Jahre alt sind, profitieren in kürzeren Zeiträumen mehr von einer medikamentösen Behandlung als jüngere. So lässt sich durch eine Bluthochdruck-Therapie das Schlaganfallrisiko um mehr als ein Drittel senken, das Risiko für einen Herzinfarkt um ein Viertel. Stark vermindert wird auch das Risiko für eine Herzschwäche, in einer Studie an über 80-Jährigen bei zwei von drei Patienten.

Gerade Bluthochdruckmittel sind bei älteren Menschen wissenschaftlich gut untersucht und es gibt bisher kaum Hinweise, warum bestimmte Medikamente aus den fünf Hauptklassen im hohen Lebensalter bevorzugt werden sollten. Allerdings sollten Diuretika im Alter nur ausnahmsweise fehlen. Wenn – wie häufig mit zunehmendem Alter – eine isolierte systolische Hypertonie (siehe S. 32) vorliegt, gelten als Medikamente der ersten Wahl Kalziumantagonisten (siehe S. 141) beziehungsweise thiazidartige Diuretika (siehe S. 142), nicht selten eine Kombination aus beiden Medikamentenklassen.

Grundsätzlich unterscheidet sich die Therapie nicht von der eines jüngerer Menschen. Aber beobachten Sie sich: Wie gut vertragen Sie die Medikamente? Denn Blutdrucksenker wirken bei älteren Menschen oft stärker als bei jüngeren. Zum Teil, weil die Nierenfunktion nachlässt und deshalb die Substanzen langsamer ausgeschieden werden. Außerdem reagieren ältere Menschen generell empfindlicher auf Wirkungen und Nebenwirkungen von Medikamenten, weil ihr Organismus sich nicht mehr so schnell an neue Situationen anpassen kann. Daher müssen Ärzte besonders behutsam vorgehen und mit niedrigen Dosierungen beginnen, um einen zu starken Blutdruckabfall und zu starke Nebenwirkungen zu verhindern. Wenn Sie Beschwerden bei sich beobachten, sprechen Sie mit Ihrem Arzt oder Ihrer Ärztin.

Wundern Sie sich nicht, wenn Ihr Arzt Ihren Blutdruck eventuell nicht nur im Sitzen, sondern auch im Stehen misst. Denn ältere Menschen (und Patienten mit Diabetes) haben nicht selten im Stehen deutlich niedrigere Blutdruckwerte als im Sitzen. Das liegt daran, dass die Mechanismen, die den Blutdruck konstant halten, nicht mehr so gut funktionieren. So besteht bei ihnen die Gefahr, dass das Blut in der aufrechten Haltung regelrecht in der unteren Körperhälfte versackt. Würde man die Dosierung der Medikamente nur an den im Sitzen gemessenen Werten orientieren, könnte unbemerkt bleiben, dass der Blutdruck im Stehen auf gefährlich niedrige Werte abfällt: Schwindel, Schwarzwerden vor den Augen bis hin zur Bewusstlosigkeit könnte die Folge sein. Damit verbunden ist eine erhöhte Sturzgefahr.

DAS GEPÄCK WIRD SCHWERER: Wenn wir älter werden, kommen häufig weitere Krankheiten hinzu wie Arthrose, Osteoporose und Rheuma. Einige Medikamente, die bei diesen Krankheiten eingesetzt werden, können als Nebenwirkung Bluthochdruck verursachen. Schauen Sie im Beipackzettel nach und erkundigen Sie sich in Ihrer Apotheke.

Glücklicherweise stehen zahlreiche Blutdrucksenker, die nur einmal am Tag eingenommen werden müssen, zur Verfügung. Geschieht dies aber am Morgen zusammen mit einem opulenten Frühstück, stellt sich bei Älteren anschließend häufig eine starke Müdigkeit ein, eventuell mit Schwindel und der Neigung, sich wieder hinzulegen. Die Ursache kann ein besonders niedriger Blutdruck sein, weil die Medikamente zu wirken beginnen und gleichzeitig viel Blut für die Verdauung benötigt wird.

Sprechen Sie mit Ihrer Ärztin über solche und andere Beschwerden. Vielleicht können die Medikamente über den Tag anders verteilt oder die Dosierungen verändert werden oder es kommt ein anderes Mittel oder eine andere Kombination (siehe S. 136) in Frage. Ob mit oder ohne Medikamente: Eine Bluthochdruck-Therapie bringt auch im höheren und hohen Lebensalter etwas. Wer kann schon, egal wie alt, einen Schlaganfall, einen Herzinfarkt oder eine Herzschwäche brauchen? Werden Sie aktiv, holen Sie sich Unterstützung. Ab und zu etwas im Leben zu verändern oder auszuprobieren, hält jung.

Es ist nie zu spät, weder für die Einnahme von Medikamenten noch für Bewegung: Selbst im hohen Alter steigert Training noch die Muskelkraft. So legte die Leistungsfähigkeit des Oberschenkelmuskels von untrainierten 90-Jährigen in nur acht Übungswochen um 150 Prozent zu.

WIE ES AUCH IST: NEHMEN SIE ES ERNST!

Bluthochdruck kann viele ziemlich schlimme Erkrankungen nach sich ziehen. Es ist wichtig, sich den Risiken zu stellen, statt sie zu verdrängen.

Viele Puzzleteile: Ihr Gesamtrisiko

Nicht nur die Höhe des Blutdrucks ist entscheidend. Aus welchen Bausteinen setzt sich Ihr persönliches Risiko für Herz und Gefäße zusammen?

Rauchen Sie? Wie viel wiegen Sie bei welcher Größe? Sind Ihre Blutfett- oder Blutzuckerwerte erhöht? Wie alt sind Sie und welches ist Ihr biologisches Geschlecht? Das sind alles Faktoren, die Ihr Risiko für eine Herz-Kreislauf-Erkrankung mit beeinflussen. Bluthochdruck muss immer zusammen mit vielen anderen Risikofaktoren betrachtet werden. Denn Ziel einer Hochdrucktherapie ist es nicht nur, die Blutdruckwerte zu senken, sondern langfristig eine Gefäß-, Herz- oder Nierenerkrankung, vor allem einen Herzinfarkt, Schlaganfall und Nierenversagen zu verhindern. Wenn Sie zum Beispiel nur einen leichten Bluthochdruck, also Grad 1, zusätzlich aber eine Diabetes-Erkrankung haben, dann ist Ihr Herz-Kreislauf-Risiko so groß, dass Sie sofort blutdrucksenkende Medikamente einnehmen sollten. Haben Sie dagegen keine weiteren Krankheiten und leben gesund, kann es bei Grad 1 und sogar auch schon mal bei Grad 2 reichen zu versuchen, gesünder zu leben, um den Blutdruck zu normalisieren.

TUN SICH DREI „STILLE KILLER" ZUSAMMEN – gestörte Blutfettwerte, ein zu hoher Blutdruck und zusätzlich erhöhte Blutzuckerwerte – und verbünden sich dann noch mit Übergewicht (in „Apfelform", siehe S. 112), ergibt sich das besonders gefährliche metabolische Syndrom. Vorbeugung und Therapie bestehen aus Abnehmen, regelmäßiger Bewegung sowie Ernährungsumstellung.

Das Gesamtrisiko steigt vor allem dann deutlich an, sobald neben dem hohen Blutdruck zu viel Zucker und Fette im Blut die Gefäße malträtieren und die giftigen Stoffe von Tabakrauch die Adern verengen. Um es dramatisch auszudrücken: Der Bluthochdruck verwandelt sich dann von einem beißenden Hund in einen reißenden Wolf –

bei gleichen Blutdruckwerten wohlgemerkt. Das gilt auch, wenn bereits ein Diabetes, eine Nieren- oder Herzerkrankung vorliegt. Auch höheres Alter und männliches Geschlecht sowie Gefäßerkrankungen in der Familie erhöhen Ihr individuelles Gesamtrisiko. So besteht ihr persönliches Risiko für Herz-Kreislauf- und Nierenerkrankungen aus vielen Puzzleteilen, die sich in ihrem Gefahrenpotenzial nicht nur summieren, sondern potenzieren. Manche Risikofaktoren können Sie beeinflussen, wie zum Beispiel Ihr Ess- und Bewegungsverhalten, andere wiederum nicht, wie Ihr Alter, ihr biologisches Geschlecht oder auch familiäre Vorbelastung. Bluthochdruck wird tatsächlich zum Teil vererbt. Für eine Hypertonie ist meist ein Zusammenspiel mehrerer veränderter Gene verantwortlich, die direkt oder indirekt an der Blutdruckregulation beteiligt sind. In seltenen Fällen ist sogar nur ein einziges Gen verantwortlich. Gendefekte wirken auf Nervensystem, Nierenfunktion, Gefäßweite, Hormone und Zellmembranen ein. Dass erbliche Faktoren eine Rolle spielen, lässt sich daran ablesen, dass Hochdruck und Herz-Kreislauf-Erkrankungen in Familien gehäuft vorkommen. Kinder haben ein doppelt bis dreifach höheres Risiko, einen Bluthochdruck zu entwickeln, wenn ein oder beide Elternteile Hypertoniker sind. Auch Zwillingsstudien legen nahe, dass genetische Faktoren die Entstehung eines Bluthochdrucks beeinflussen. Auch wenn der hohe Blutdruck häufig in der Familie liegt: Die Veranlagung kommt oft nur dann zum Zug, wenn sich andere Belastungen hinzugesellen. Diese ergeben sich meistens aus der Lebensweise: Übergewicht, Bewegungsmangel, starker Kochsalzgenuss, chronischer Stress und hoher Alkoholkonsum – und damit wären wir bei den Risikofaktoren, die Sie beeinflussen können.

SIE KÖNNEN IHR INDIVIDUELLES RISIKO TESTEN: Sehr einfach zu nutzen sind die Risikorechner der Deutschen Hochdruckliga oder der Deutschen Herzstiftung. Zu empfehlen ist auch der PROCAM-Test der Assmann-Stiftung. Mit Ihrem Arzt können Sie auch den Arriba-Test durchgehen: www.arriba-hausarzt.de. Basis der Risikorechner sind große Bevölkerungsstudien.

Zusammen mit Ihrer Ärztin sollten Sie die verschiedenen Puzzleteile Ihres persönlichen Risikos zusammentragen und dann entscheiden, wie Sie vorgehen (siehe S. 36). Die Therapie hängt nicht nur von der ärztlichen Entscheidung oder von einer Risikoberechnung ab, sondern ist auch immer Ihre eigene persönliche Entscheidung.

Sich vor Folgen schützen

Bluthochdruck kann unterschiedliche, zum Teil schwere Folgen nach sich ziehen. Das können Sie verhindern.

Von Arteriosklerose bis Vorhofflimmern: Viele verschiedene, bedrohliche Krankheiten gehen auf das Konto von Bluthochdruck. Sie müssen deshalb bitte nicht in Panik geraten und befürchten, an allem zu erkranken. Ihnen sollte nur wirklich klar sein: Mit Bluthochdruck – so symptomlos er auch daherkommen mag – ist nicht zu spaßen! Und es ist nie zu spät, die Reißleine zu ziehen!

Auf den ersten Blick scheinen ein Herzinfarkt, ein Schlaganfall oder schwere Durchblutungsstörungen in den Beinen völlig unterschiedliche Erkrankungen zu sein, doch sie haben einen gemeinsamen Nenner: verkalkte Gefäße. Die Gefäße am Herzen, die Gefäße im Gehirn und in den Nieren reagieren besonders empfindlich, wenn man ihnen „zu viel Druck macht". Die Blutgefäße können verkalken, verstopfen oder platzen. Weniger bekannt ist, dass eine Arterienverkalkung nicht nur zentrale Organe, sondern auch die Durchblutung an den Beinen beeinträchtigen kann. Zudem kann der hohe Druck Organe direkt schädigen, ohne den Zwischenschritt der Arterienverkalkung. Das Herz kann eine Schwäche seiner Muskulatur entwickeln, die Hauptschlagader oder Hirngefäße können reißen.

Nicht zuletzt geht es auch um erhöhte Blutfettwerte und Blutzuckerwerte. Sie sind zwar nicht Folgen eines Bluthochdrucks, aber ein erhöhter Blutdruck geht häufig mit diesen beiden Störungen einher. Alle drei „stillen Killer" schädigen die Gefäße, sodass sie sich in ihrem Risikopotenzial gegenseitig verstärken. Um das zu vermeiden, wäre es gut, wenn Sie darauf achten, dass nicht nur der Blutdruck, sondern auch Blutfette und Blutzucker in Ordnung sind. Auch viele weitere Risikofaktoren, auf die Sie teilweise Einfluss haben, bestimmen Ihr Risiko, Folgeerkrankungen des Bluthochdrucks zu entwickeln. Und das ist die gute Nachricht: Änderungen des Lebensstils (siehe S. 59) wirken sich nicht nur auf den Blutdruck, sondern auch auf seine üblen Gesellen positiv aus.

Verengte Gefäße: Arteriosklerose

Bei einer Arteriosklerose haben sich die Arterien verhärtet, weil sich in der Gefäßwand über die Zeit Fett und Kalk eingelagert haben. Deshalb wird die Arteriosklerose umgangssprachlich auch Arterienverkalkung genannt. Gefäßschäden sind zwar auch eine Alterserscheinung, aber der Hochdruck führt zu einer starken Beschleunigung der Prozesse. Eine Arteriosklerose ist der wichtigste Auslöser für Herz-Kreislauf-Erkrankungen, an den Folgen sterben immer noch die meisten Menschen in den westlichen Industrienationen. Erst jetzt werden sie von Krebserkrankungen überholt

NICHT NUR FETT, VIELE FAKTOREN: Hieß es früher, bei einer Arteriosklerose lagere sich überschüssiges Fett an den Gefäßwänden ab, hat sich herausgestellt, dass dies nur ein Teil der Wahrheit ist. Die Sache ist viel komplizierter. Seit mehreren Jahrzehnten versuchen Wissenschaftler, den Prozess aufzuschlüsseln. Denn an der Entstehung der Gefäßveränderungen sind neben dem Fett noch viele andere Faktoren beteiligt, zum Beispiel Reaktionen der Zellschichten in der Gefäßwand, Blutzellen, Wachstumsfaktoren und Hormone.

Zunächst einmal greift der anhaltend hohe Druck die empfindliche Innenhaut der Arterien an, sodass sie leicht einreißt. Weil das verletzte Endothel – die Zelltapete – seine Schutzfunktion nicht mehr in der erforderlichen Weise erfüllen kann, gelingt es Fettpartikeln, sich in der Gefäßwand anzureichern. Die Endothelzellen fühlen sich angegriffen und rufen Immunzellen herbei. Es kommt zu einer Entzündung. Dabei werden noch mehr Entzündungs- und Wachstumsfaktoren freigesetzt, die viele weitere Blutzellen anlocken. Über dieser Ansammlung aus Zellen, Gewebetrümmern, Kalk und Fett bildet sich eine Schutzkappe aus Bindegewebe – es ist eine Plaque entstanden, also ein Polster, das in das Innere der Ader hineinragt. Bleibt dieses Netz aus Bindegewebe stabil, kann das Blut trotz verdickter Gefäßwand oft noch jahrzehntelang ungehindert fließen. Die Ablagerungen werden mit der Zeit immer dicker und fester, sodass ein unregelmäßig geformtes Gebilde in das Innere der Ader hineinragt. Der Durchmesser verengt sich, Kalkeinlagerungen versteifen die Gefäßwand, das Blutgefäß verliert an Elastizität. Lebensgefährlich sind meist weniger diese Verengungen, sondern die Veränderungen der Plaques, das heißt, wenn sie instabil werden. Reißt zum Beispiel bei einer jungen Plaque die noch dünne Schutzhaut ein, quillt der fetthaltige Inhalt heraus und zieht geradezu magnetisch Blutplättchen (Thrombozyten) an. Deren Aufgabe ist es, lecke Stellen abzudichten. So sammeln sie sich an der verletzten Stelle und bilden ein Blutgerinnsel (Thrombus). Manchmal löst sich ein solches Blutgerinnsel von selbst auf. Wenn nicht, besteht die Gefahr, dass es das Gefäß verstopft. Oder es werden Teile des Thrombus mit dem Blutstrom fortgerissen (Mediziner sprechen jetzt von einem Embolus) und in kleinere Gefäße des Herzens oder des Gehirns geschleudert, wo der Embolus stecken bleiben kann. Dann kommt es zu einem Herzinfarkt oder zu einem Schlaganfall. Es sind also nicht die Plaques am gefährlichsten, die das Gefäß am meisten einengen, sondern die, die am leichtesten einreißen können. Das hört sich alles sehr bedrohlich an. Doch im Frühstadium können Plaques sich durch eine cholesterinsenkende Ernährung (siehe S. 119) und regelmäßiges Ausdauertraining wieder zurückbilden. Dazu den Blutdruck konsequent senken, gegebenenfalls das Rauchen aufgeben und bei Diabetes den Blutzucker gut einstellen – mit all diesen Maßnahmen können Sie einer Arteriosklerose vorbeugen oder den Prozess der Plaque-Bildung abschwächen, stoppen oder sogar rückgängig machen. Es lohnt sich also, viel Energie darauf zu verwenden, seine Lebensgewohnheiten zu ändern (siehe S. 59).

Wehe Beine: Arterielle Verschlusskrankheit

Vielleicht kennen Sie die Erkrankung unter dem Begriff der „Schaufensterkrankheit“: Die Schmerzen beim Gehen zwingen die Betroffenen dazu, immer wieder stehen zu bleiben. In der Stadt kann man das damit verbinden, die Schaufenster zu begutachten. Die Schmerzen bei der peripheren arteriellen Verschlusskrankheit – abgekürzt PAVK – entstehen dadurch, dass Ablagerungen aus Plaques und Blutgerinnseln die Bein- oder Beckenarterien verengen. Körperteile unterhalb der Engstelle (Oberschenkel, Waden oder Füße) werden nicht mehr ausreichend mit Blut versorgt und beginnen zu schmerzen. Anfangs treten die Schmerzen nur beim Gehen auf und verschwinden in Ruhe nach wenigen Minuten. Mit der Zeit nehmen sie so zu, dass im fortgeschrittenen Stadium nur noch wenige Meter am Stück schmerzfrei zurückgelegt werden können. Die Betroffenen vermuten oft fälschlicherweise, dass es sich bei den Beschwerden um ein orthopädisches Problem handelt, wie Arthrose oder ein Muskelfaserriss. Die PAVK ist aus verschiedenen Gründen nicht zu unterschätzen. In ihren extremen Ausprägungen kann es passieren, dass Zehen, Fuß, Unterschenkel oder Bein amputiert werden, weil Gewebe darin abgestorben ist. Dies gilt vor allem, wenn auch ein Diabetes (siehe S. 56) vorliegt. Zudem beschränken sich die Ablagerungen bei den meisten Patienten nicht auf die Beine. Meistens sind auch die Arterien am Herzen sowie Hals- und Gehirnarterien verengt. Deshalb gilt die PAVK als „Marker-Erkrankung“: Sie weist auf die Gefährdung durch einen drohenden Schlaganfall (siehe S. 49) oder Herzinfarkt (siehe S. 46) hin. Auch die Nierenarterien können betroffen sein, was den Blutdruck weiter steigen lässt.

Menschen mit Bluthochdruck haben ein doppelt so hohes Risiko, an einer PAVK zu erkranken. So zeigt sich auch hier, wie wertvoll es ist, auf den Blutdruck zu achten. Doch am meisten bringt ein Nikotinstopp (siehe S. 89) – nicht umsonst spricht man in späteren Stadien der PAVK von einem „Raucherbein“. Damit die Gefäße nicht noch mehr belastet werden, sollten Sie auch Blutfette (siehe S. 55) und den Blutzucker (siehe S. 56) im Auge haben und eventuell zu hohe Werte mit gezielten Maßnahmen angehen.

TRAINING IST ANGESAGT: Ein tägliches Gehtraining auch bis an die Schmerzgrenze ist wichtiger als alle anderen Therapiemaßnahmen! Denn dabei geschieht ein kleines Wunder: Es bilden sich um die Engstelle herum neue Gefäße, durch die das Blut wieder ungehindert fließen kann.

In allen Stadien der Erkrankung sind Thrombozytenfunktionshemmer ein Muss. Die Wirkstoffe Azetylsalizylsäure und Clopidogrel verhindern, dass Blutplättchen (Thrombozyten) zusammenkleben und sich ein Blutgerinnsel bildet. Auf diese Weise schützen diese Medikamente vor Gefäßverschlüssen in den Beinen, zusätzlich aber auch vor Herzinfarkt und Schlaganfall. Im Zusammenspiel mit einem gesunden Lebensstil entfalten die Medikamente ihre optimale Wirkung und Sie können den schlimmen Verlauf einer PAVK verhindern.

Ausgebeultes Gefäß: Aneurysma

Bluthochdruck kann eine Gefäßwand so schädigen, dass eine Ausbeulung entsteht. Der Name „Aneurysma" leitet sich aus dem Griechischen ab und bedeutet „Erweiterung". Damit wird eine spindel- oder sackförmige Ausbeulung einer Schlagader bezeichnet. Ist die Hauptschlagader betroffen, spricht man von einem Aortenaneurysma. Wenn eine solche Ausweitung stark ausgeprägt ist, kann sie platzen. Das passiert zwar selten, ist dann aber lebensbedrohlich.

Bluthochdruck gehört neben genetisch bedingten Gefäßveränderungen zu den Hauptschuldigen des Geschehens: Ein Aneurysma ist eine der Erkrankungen, wo der hohe Druck direkt einen Schaden an der Gefäßwand anrichtet (siehe auch Herzschwäche und Blutung aus einem Hirngefäß), und nicht nur indirekt über die Arteriosklerose. Wobei eine Arteriosklerose beim Aneurysma auch ihren Anteil hat. Menschen mit familiärer Vorbelastung, mit einer koronaren Herzkrankheit oder (Ex-)Raucherinnen und Raucher haben ebenfalls ein erhöhtes Aneurysmarisiko. Seltene Ursachen sind Infektionen, angeborene Erkrankungen oder Unfälle.

WARNSYMPTOME GIBT ES MEIST NICHT: Deshalb wird Männern ab einem Alter von 65 Jahren eine Vorsorge-Ultraschalluntersuchung der Bauchschlagader von den gesetzlichen Krankenkassen angeboten. Denn Männer über 65 entwickeln häufiger ein Aneurysma als andere Menschen.

Die Betroffenen spüren meisten gar nichts von der „Beule" im Gefäß: Ein Aneurysma wird häufig zufällig entdeckt, zum Beispiel bei einer Ultraschalluntersuchung des Bauches. Wird die krankhafte Erweiterung der Hauptschlagader frühzeitig erkannt, empfehlen Gefäßmediziner, ab einem Durchmesser von etwa fünf Zentimetern die Behandlung durch einen Eingriff. Ist bei Ihnen eine kleinere Ausweitung festgestellt worden, die nicht operiert werden muss, sollten Sie regelmäßig zur Ultraschallkontrolle gehen. Und vor allem ist wichtig: Runter mit dem Blutdruck! Bei Raucherinnen verlangsamt ein Nikotinstopp (siehe S. 89) das Fortschreiten der Erkrankung. Auch andere Risikofaktoren für eine Arteriosklerose (siehe S. 39), wie zu hohe Blutzucker- und Blutfettwerte, sollten Sie ausschalten (siehe S. 59).

Erschlaffter Muskel: Herzschwäche

Die häufigste Ursache für die Herzschwäche ist Bluthochdruck. Denn bei einer Hypertonie muss der Herzmuskel beständig gegen den erhöhten Druck anarbeiten. Der Herzmuskel vergrößert sich, doch im Unterschied zu Arm- und Beinmuskeln, Rücken- und Bauchmuskeln wird er durch Training auf Dauer nicht kräftiger. Vor allem deshalb, weil die Blutversorgung nicht in gleicher Weise zunimmt, wie dies nötig wäre. Das Gegenteil einer Kräftigung passiert: Das Herz verliert im Laufe der Jahre an Kraft, die Herzwände erschlaffen und das Herz kann sich beim Pumpen nicht mehr entleeren. Das Blut staut sich vor dem linken Vorhof bis zur Lunge zurück – dadurch entsteht Atemnot. Schließlich hat es nicht mehr genug Kraft, um ausreichend Blut von der rechten Kammer zur Lunge zu pumpen. Auch vor dem rechten Vorhof sammelt sich zu viel Blut an, nämlich in der großen Hohlvene, die das Blut aus Beinen und Bauchraum heranführt. Der verringerte Blutabfluss aus den Beinvenen führt in der Folge dazu, dass sich Flüssigkeit in den Beinen staut (Ödeme). Im ganzen Körper werden die Organe wie Gehirn, Nieren oder Muskeln nicht mehr genügend mit Sauerstoff und Nährstoffen versorgt.

(!) **SIGNALE EINER VERSCHLECHTERUNG: Wenn Sie plötzlich zunehmen, ohne besonders viel gegessen zu haben, vielleicht sogar trotz Appetitlosigkeit, kann das an Wassereinlagerungen im Gewebe liegen. Dies kann auf eine Herzschwäche hinweisen. Sie sollten Ihr Gewicht im Auge behalten.**

Die chronische Herzschwäche hat die Tendenz, fortzuschreiten – je früher sie therapiert wird, desto besser. Denn die Veränderungen am Herzen bilden sich zumindest teilweise zurück, wenn das Herz Entlastung erfährt. In erster Linie muss die Grundkrankheit behandelt werden, die eine Herzschwäche verursacht: So sollte der Blutdruck gewissenhaft eingestellt werden. Basis einer jeden Behandlung sind die nichtmedikamentösen Maßnahmen, die sowohl bei Blutdruck als auch bei einer Herzschwäche helfen (siehe ab S. 59): Übergewicht belastet das Herz, Sie sollten also besser abnehmen. Salz erhöht die Flüssigkeitsmenge im Kreislauf, ernähren Sie sich bevorzugt salzarm. Ein wohldosiertes körperliches Training (siehe S. 97) stärkt das Herz – durch ein regelmäßiges Ausdauertraining kann das Herz leistungsfähiger werden.

Zudem kommen Medikamente zum Einsatz – hauptsächlich solche Mittel, die Sie von der Behandlung Ihres Bluthochdrucks kennen. Denn sie haben sich auch als wirksam erwiesen, wenn ein hoher Blutdruck nicht Ursache der Herzinsuffizienz ist. Daher ist bei vielen Patienten, die Medikamente gegen Herzschwäche einnehmen, gleichzeitig auch der Blutdruck gut eingestellt. Allein durch die Blutdrucksenkung wird das Herz entlastet, weil es das Blut gegen einen geringeren Widerstand in den Kreislauf pumpen kann. Zuvorderst stehen ACE-Hemmer oder alternativ Sartane (siehe S. 140), wenn ACE-Hemmer schlecht vertragen werden. Diese Mittel sind bei Herzschwäche „geeignet", weil sie sowohl die Beschwerden verringern als auch die Lebenserwartung verlängern können. Diuretika (siehe S. 142) bauen Wassereinlagerungen ab und mildern nachweislich die Atemnot bei Belastungen. Wenn ACE-Hemmer bzw. Sartane und Diuretika die Beschwerden nicht ausreichend verbessern, sind zusätzlich Betablocker (siehe S. 144) „geeignet", die das Herz gegen Stresshormone abschirmen.

Verkalkter Kranz: Koronare Herzkrankheit

Die Herzkranzgefäße reagieren besonders empfindlich auf den hohen Druck und verengen sich. Diese Gefäße heißen so, weil sie kranzförmig (koronar) um das Herz angeordnet sind. Bei einer Koronaren Herzkrankheit (KHK) haben sich infolge des Bluthochdrucks dort Ablagerungen gebildet, die den Blutfluss beeinträchtigen. So steht dem Herzmuskel nicht mehr genug Sauerstoff zur Verfügung. Wenn eine KHK spät entdeckt oder ungenügend behandelt wird, droht eine Herzschwäche (siehe S. 43) oder ein Herzinfarkt (siehe S. 46). Nehmen Sie von daher Symptome wie Atemnot, Erschöpfung und Leistungsabfall ernst – Anzeichen, die sowohl auf eine Herzschwäche als auch auf eine Verengung der Herzkranzgefäße hindeuten können. Wichtigstes Warnsignal für eine KHK ist allerdings die Angina Pectoris. Der Sauerstoffmangel des Herzens kann sich als Schmerzen oder Engegefühl in der Brust bemerkbar machen.

„Brustenge" – das ist die Übersetzung von „Angina Pectoris". Sie ist das typische Symptom von Durchblutungsstörungen in den Herzkranzgefäßen – hat aber viele Gesichter: Die Schmerzen können dumpf oder stechend sein, können drücken, ziehen, brennen, Beklemmungen auslösen oder den Hals einschnüren. Die Schmerzen können bis in den linken Arm, in Unterkiefer, Oberbauch oder Schulter ausstrahlen. Oder es wird Ihnen eng in der Brust: Sie können nicht mehr richtig durchatmen, eine leichte Übelkeit setzt ein – es ist, als lege sich ein Panzer um Ihren Oberkörper.

Körperliche oder seelische Belastungen sind häufig Auslöser für einen solchen Angina-Pectoris-Anfall, der Sekunden bis Minuten anhält. Beim Treppensteigen oder Sport, bei Ärger oder Streit passiert es. Denn unter all diesen Bedingungen muss das Herz schneller und kräftiger schlagen und braucht dafür mehr Sauerstoff, der ihm aber aufgrund der verengten Gefäße fehlt. Wenn Sie sich ausruhen, hinsetzen oder -legen, lassen die Beschwerden wieder nach. Scharfer Wind und Kälte sowie üppige Mahlzeiten können eine Angina Pectoris verstärken und fördern. Diese Symptome einer stabilen Angina Pectoris treten mit einer gewissen Regelmäßigkeit auf, als KHK-Patientin oder -Patient finden Sie mit der Zeit heraus, wann es wieder losgeht.

LEBENSGEFÄHRLICH, WENN SICH ETWAS VERÄNDERT: Die Schmerzen treten zum Beispiel auch in Ruhe auf oder schon bei geringster Belastung, nehmen zu oder ab oder dauern länger an. Eventuell kommen Luftnot, Schweißausbrüche und Übelkeit hinzu. Dann sollte unverzüglich der Notarzt gerufen werden (Tel. 112): höchste Herzinfarktgefahr!

Für das Herz sind neben dem hohen Blutdruck vor allem erhöhte Blutfettwerte und Nikotin schädlich. Deshalb sollten Sie für einen niedrigen Cholesterin-Spiegel (siehe S. 55) sorgen und – falls Sie rauchen – Ihr Laster unbedingt aufgeben (siehe S. 89). Setzen Sie sich in Bewegung (siehe S. 97) und ernähren Sie sich gesund. Kümmern Sie sich um Ihren Bluthochdruck! Außerdem Alkohol nur in Maßen, ausreichend Entspannung und bei Diabetes gut regulierte Blutzuckerwerte – mit diesen guten Taten erreichen Sie in der Vorbeugung und Therapie viel, sowohl was die koronare Herzkrankheit als auch den Bluthochdruck angeht. Aber gehen Sie eins nach dem anderen an, den Nikotinstopp aber immer zuerst.

CHECKLISTE NOTFALL HERZINFARKT

Bei einem Herzinfarkt heißt es: Je weniger Zeit verloren geht, desto mehr Herzmuskel bleibt erhalten.

Rufen Sie selber oder Ihre Angehörigen, Freunde und Kollegen sofort den Notarzt, Telefon 112, bei folgenden Symptomen. Warten Sie nicht, egal ob nachts oder an Feiertagen.

- ○ Starke Schmerzen hinter dem Brustbein, die in Nacken, Hals, Kiefer, Arme oder Oberbauch ausstrahlen und länger als ein paar Minuten anhalten.
- ○ Starkes Engegefühl. Oder heftiger Druck oder Brennen im Brustkorb.
- ○ Plötzliche Luftnot.
- ○ Übelkeit und Brechreiz.
- ○ Schwächegefühl. Eventuell Bewusstlosigkeit.
- ○ Blässe. Blasse, fahle Gesichtsfarbe, kalter Schweiß.
- ○ Angst. Gefühl von Lebensbedrohung und Todesangst.
- ○ Achtung: Wenn Brustschmerzen bei minimaler Belastung oder in Ruhe auftreten, muss auch sofort der Notarzt gerufen werden.

Dann kann es sich um eine instabile Angina pectoris handeln, die sich zu einem Herzinfarkt entwickeln kann.

Bei Frauen häufiger alleinige Alarmzeichen:

- ○ Atemnot
- ○ Übelkeit
- ○ Brechreiz und Erbrechen
- ○ Schmerzen im Oberbauch
- ○ Kalter Schweiß
- ○ Schmerzen im Rücken (zwischen Schulterblättern)
- ○ Kiefer- und Halswirbelschmerzen
- ○ Ziehen in den Armen

Empfehlung: Allen Frauen über 50 Jahren sei empfohlen, alle gravierende Beschwerden zwischen Nabel und Nase, die länger als eine Viertelstunde anhalten, ernst zu nehmen und lieber einmal mehr als einmal zu wenig einen Notarzt zu rufen.

Eine Heilung der koronaren Herzkrankheit ist nicht möglich, doch die Beschwerden, wie die Angina Pectoris, lassen sich wirkungsvoll behandeln und ein Herzinfarkt (siehe S. 46) kann vermieden werden. Grundsätzlich sollten Patienten, die an einer KHK leiden, mit einem Betablocker (siehe S. 144), einem Statin und einem Thrombozytenfunktionshemmer (auch Plättchenhemmer genannt) behandelt werden. Betablocker senken den Blutdruck und verlangsamen den Herzschlag. Dadurch verringern sie auch den Sauerstoffbedarf des Herzens. Frühzeitig erkannt und gut therapiert, haben viele Patienten die gleiche Lebensqualität und -erwartung wie Gesunde. Je herzgesünder Sie leben, desto eher bleiben die Gefäße offen.

Elektrisches Chaos: Vorhofflimmern

Bluthochdruck trägt dazu bei, dass sich das Herzmuskelgewebe umbaut: Narben und Entzündungen verändern dessen Struktur und bereiten den Boden für Vorhofflimmern. Vorhofflimmern ist die häufigste Herzrhythmusstörung. Übergewicht und regelmäßiger Alkoholkonsum erhöhen das Risiko sowohl für hohen Blutdruck als auch für Vorhofflimmern. Beim Vorhofflimmern ist der Herzrhythmus gestört, weil ein elektrisches Chaos in der Vorhofmuskulatur entstanden ist. Die Vorhöfe können sich nicht mehr richtig zusammenziehen und flimmern nur noch. Das Herz schlägt nicht mehr rhythmisch, sondern ganz unregelmäßig, kann losrasen oder sehr langsam schlagen. Dann pumpt es weniger Blut, als notwendig wäre. Das beeinträchtigt vor allem im Alter die gesamte Herzleistung.

Dadurch, dass die Vorhöfe nicht mehr ordentlich pumpen, fließt das Blut ungeordnet und in den Winkeln und Nischen der Vorhöfe langsamer, sodass dort Blutgerinnsel entstehen können. Wirklich gefährlich wird es, wenn diese Gerinnsel vom Blutstrom zu anderen Organen mitgeschleppt werden, wo sie Gefäße verstopfen können. Besonders gefürchtet ist der Verschluss einer Gehirnarterie, der einen Schlaganfall auslöst (siehe S. 49). Vorhofflimmern gehört neben Bluthochdruck zu den häufigsten Ursachen für einen Schlaganfall. Um dieser Gefahr vorzubeugen, nehmen gefährdete PatientInnen und Patienten vorsorglich Gerinnungshemmer ein. Das Vorhofflimmern wird in erster Linie mit Medikamenten behandelt. Je früher damit begonnen wird, desto besser sind die Aussichten, weitere Anfälle verhindern zu können. Grundlage der Therapie sind Betablocker (siehe S. 144). Es kann gelingen, die Herzrhythmusstörung ausschließlich mit Betablockern in den Griff zu bekommen. Eine Alternative zu Betablockern sind Kalziumantagonisten vom Verapamil-Typ (siehe S. 141), die auch auf das Reizleitungssystem des Herzens wirken. Betablocker und Kalziumantagonisten gehören also nicht nur zu den bewährten Mitteln gegen Bluthochdruck, sondern auch zu den Antiarrhythmika, also zu den Herzrhythmusmedikamenten. Verapamil darf jedoch nicht mit Betablockern kombiniert werden. Wenn das Herz nicht mehr in eine annähernd normale Schlagfolge zurückspringt, sondern weiter rast, ist es der Ärztin oder dem Arzt auch möglich, mit einem starken elektrischen Stromstoß (elektrische Kardioversion) das Herz wieder in den normalen Rhythmus, genannt Sinusrhythmus, zurückzuführen. Wenn das Vorhofflimmern noch nicht lange besteht, hat die Kardioversion meistens Erfolg, allerdings passieren häufig Rückfälle.

SIE KÖNNEN MITHELFEN: Sie können mit dazu beitragen, dass das Vorhofflimmern nicht immer wieder kommt. Kümmern Sie sich um Ihren Bluthochdruck, damit das Herz und die Vorhöfe nicht weiter Schaden nehmen. Zur Therapie (wie zur Vorbeugung) gehört außerdem: Alkoholkonsum einschränken, Rauchen aufhören, körperlich aktiv werden und abnehmen.

Auch klassische Herzrhythmusmedikamente kommen infrage, entweder allein oder in Kombination mit einem Betablocker oder Kalziumantagonisten. Doch auch unter Antiarrhythmika beginnt der Vorhof häufig nach einer Weile wieder zu flimmern. Wenn eine medikamentöse Therapie nicht erfolgreich ist, kann eine Katheterablation (lat. ablatio = Abtragung, und zwar von Impulse leitendes Gewebe zwischen Lungenvenen und Vorhof) zur Anwendung kommen, die sich inzwischen etabliert hat. Immer häufiger wird die Katheterablation auch als Alternative zur medikamentösen Dauertherapie eingesetzt, vor allem bei jüngeren Patienten. Zwar richtet sich die Therapie des Vorhofflimmerns in erster Linie darauf, den normalen Herzrhythmus wiederherzustellen (Rhythmuskontrolle). Doch bei älteren Patienten mit Vorhofflimmern, die keine oder kaum Beschwerden haben, kann es ausreichen, die Herzfrequenz auf eine annähernd normale Schlagfolge zu senken (Frequenzkontrolle).

CHECKLISTE NOTFALL SCHLAGANFALL

Wie beim Herzinfarkt heißt es:
Es kommt auf jede Minute an,
um das Gehirn zu retten.

Ein Schlaganfall ist die häufigste Komplikation durch Bluthochdruck. Die Gefäße im Gehirn können verstopfen oder platzen. Das Hirngewebe kann aber kurzfristig eine Minderdurchblutung überleben. Rufen Sie deshalb bei folgenden Warnzeichen sofort den Rettungsdienst (Telefon 112), zögern Sie nicht! Melden Sie der Rettungsstelle: Verdacht auf Schlaganfall! Damit nicht nur ein einfacher Krankenwagen kommt.

- ○ Plötzliche Lähmung oder Schwäche. Meistens auf einer Seite des Körpers – im Gesicht (hängender Mundwinkel), Arm oder Bein.
- ○ Plötzlich gestörtes Berührungsempfinden. Meistens auf einer Seite des Körpers. Die Stellen fühlen sich taub oder pelzig an.
- ○ Plötzliche Sprechstörungen. Mit oder ohne Einschrankung des Sprachverständnisses. Die Sprache kann abgehackt und stockend klingen (Telegrammstil), Buchstaben und Silben werden verdreht und falsch verwendet. Die Betroffenen sprechen verwaschen oder lallend.
- ○ Plötzliche Sehstörungen. Zum Beispiel kurzes Erblinden, meist auf einem Auge. Oder es fällt die eine Hälfte des Gesichtsfeldes aus. Auch Doppelbilder sind möglich.
- ○ Plötzlicher Schwindel. Gangunsicherheiten, fehlender Gleichgewichtssinn und Koordinationsschwierigkeiten.
- ○ Gedächtnis. Funktioniert plötzlich nicht.
- ○ Orientierung. Das Zurechtfinden im Raum ist gestört.
- ○ Plötzlich extrem starke Kopfschmerzen. Die Kopfschmerzen können mit Übelkeit und Erbrechen verbunden sein. Ursache ist dann meist eine Einblutung im Hirngewebe.

In manchen Fällen verschwinden die Symptome nach einigen Minuten wieder. Dann handelt es sich um eine transitorische ischämische Attacke (TIA). Eine TIA gilt als Vorbote eines Schlaganfalls, deshalb ist auch eine TIA ein Notfall. Auch wenn Sie eine solche Attacke bereits gut überstanden haben, sollten Sie unbedingt einen Arzt, am besten eine Neurologin oder einen Neurologen, aufsuchen, um einem Schlaganfall vorzubeugen.

Verkalkte Hirngefäße: Demenz

Wenn Gedächtnis und Denkvermögen nachlassen, kann ein Bluthochdruck dahinterstecken. Denn die Blutgefäße im Gehirn sind empfindlich, sodass sie bei höherem Blutdruck schnell Schaden nehmen können. Das kann eine vaskuläre Demenz bedeuten, bei der die Blutgefäße im Gehirn durch Ablagerungen „verkalkt" sind. Auch bei diesem Krankheitsbild hat also die Arteriosklerose ihre Finger im Spiel. Die vaskuläre Demenz ist nach der Alzheimer-Demenz die zweithäufigste Form einer Demenzerkrankung. In vielen Fällen liegen auch Mischformen vor. Auch das Risiko für eine Alzheimer-Demenz erhöht sich durch Bluthochdruck, wie Studien nahelegen. Während die Alzheimer-Demenz schleichend einsetzt und unaufhaltsam fortschreitet, beginnt die vaskuläre Demenz manchmal plötzlich und kann sich zwischendurch wieder bessern, um sich dann erneut zu verschlechtern. Häufig sind schon vor den ersten Anzeichen einer vaskulären Demenz andere Krankheiten aufgetreten, die auf einer gestörten Durchblutung der Gefäße beruhen, wie zum Beispiel eine koronare Herzkrankheit oder ein Schlaganfall.

ÜBUNGEN FÜR KÖRPER UND GEIST helfen, die geistige Kraft zu erhalten. Jeden Tag 20 Minuten spazieren gehen, schwimmen oder Rad fahren haben einen klaren Nutzen für die Hirnleistung. Auch ein gezieltes Training der geistigen Fähigkeiten kann einem Nachlassen des Gedächtnisses entgegenwirken.

Bisher gibt es zur Behandlung einer vaskulären Demenz keine Medikamente, deren Wirksamkeit in Studien ausreichend nachgewiesen ist. Am günstigsten ist es, die gefäßschädigenden Faktoren möglichst frühzeitig in den Griff zu bekommen, wie Bluthochdruck, erhöhte Blutzucker- oder Blutfettwerte. So kann verhindert werden, dass eine Demenz entsteht, oder ein Fortschreiten gebremst werden. In Studien zeichnet sich ab, dass eine Blutdrucksenkung zu einer leichten Verbesserung kognitiver Funktionen und der Gedächtnisfunktion führt. Unabhängig von Medikamenten gibt es eine ganze Palette von Behandlungsmethoden, die das Leben für Betroffene erleichtern können, wie ein kognitives Training, Ergo-, Erinnerungs-, Musik-, Tanz-, Kunsttherapie oder eine Bewegungstherapie.

Fataler Teufelskreis: Erkrankte Nieren

Die Niere ist häufig Täter und Opfer zugleich: Eine Nierenerkrankung kann sowohl Ursache als auch Folge eines Hochdrucks sein. Durch den Bluthochdruck kommt es zu Ablagerungen und Verengungen in den großen Nierenarterien. Auch die mikroskopisch kleinen Arteriolen verändern sich, die jedes Nierenkörperchen mit Blut versorgen. Das alles kann Störungen der Nierenfunktion nach sich ziehen – etwa ein Viertel der chronischen Nierenversagen geht auf zu hohen Blutdruck zurück. Die erkrankten Nieren wiederum versuchen ihre eingeschränkte Durchblutung zu verbessern, steigern dabei allerdings den Blutdruck im gesamten Körperkreislauf noch mehr.

Je nachdem, ob eine oder beide großen Nierenarterien verengt oder die Feinstrukturen in den Nieren (kleinste Arterien, Nierenkörperchen, Nierenkanälchen) geschädigt sind, spricht man von Nierenarterienstenose (siehe S. 18) oder von einer Nephrosklerose. Bei der Nephrosklerose wuchert Bindegewebe in den kleinen Nierenkörperchen, sie vernarben. Egal ob geschädigte größere Gefäße oder feinere Strukturen: Die Patienten bemerken von den Nierenschäden meist nichts. Ein Warnzeichen kann Eiweiß im Urin (Proteinurie) sein. Bei einer bösartigen Variante der Nephrosklerose sind die Veränderungen an den Gefäßen und am Nierengewebe ausgeprägter und es kann schnell zu einem Nierenversagen kommen. Häufigste Ursache sind schwere Verlaufsformen der Hypertonie (siehe „Maligne Hypertonie“, S. 17) – das kommt heute sehr selten vor.

Sowohl bei der Behandlung von Patienten mit Nierenarterienstenose als auch mit Nephrosklerose steht die Blutdrucksenkung im Vordergrund. So lässt sich der Teufelskreis aus erhöhtem Blutdruck und Schäden an Nierengefäßen, die wiederum eine Steigerung des Blutdrucks bewirken, bremsen. Gelingt es nicht, den Blutdruck ausreichend zu senken, kann bei einer Nierenarterienstenose über eine Ballondilatation nachgedacht werden. Das heißt, es wird ein Katheter in die betroffenen Arterien eingeführt, an dem ein Ballon angebracht ist, der sich an der verengten Stelle unter großem Druck entfaltet und so das Gefäß dehnt. Häufig wird zusätzlich ein Stent, also eine Gefäßstütze eingebracht, damit das Gefäß offenbleibt. Wenn eine Ballondilatation nicht geeignet oder nicht möglich ist, kommt gegebenenfalls eine Operation infrage, um chirurgisch die Blutversorgung der Niere zu verbessern, hierfür gibt es unterschiedliche

Verfahren. Wenn Sie noch nicht lange einen Bluthochdruck haben, stehen die Chancen gut, dass mit einem Katheter- oder chirurgischem Eingriff der Blutdruck sinkt. Hat allerdings ein schon länger bestehender Hochdruck bereits die zweite Niere geschädigt, bleiben die Werte häufig erhöht: Dann hat sich der Bluthochdruck verselbstständigt. Trotzdem ist nach einem solchen Eingriff der Blutdruck oft besser einstellbar.

WERTE IM BLICK: Wichtige Marker für eine Nierenerkrankung durch einen zu hohen Blutdruck sind zu viel Eiweiß im Urin (Proteinurie) – auch in Form von bereits gering erhöhten Mengen von Albumin im Urin (sogenannte Mikroalbuminurie) –, oder ein erhöhtes Kreatinin im Blut bei fortgeschrittener Schädigung. Die Untersuchung dieser Werte ist bei Bluthochdruck Routine.

Spiegel der Gefäße: geschädigte Netzhaut

Auch die zarten Äderchen der Netzhaut können einen Hochdruck nicht gut vertragen. Dabei kann die Netzhaut als Spiegel der Gefäße im ganzen Körper dienen – denn nur im Auge sind die Blutgefäße direkt sichtbar. Die Augenärztin, der Augenarzt leuchtet den Augenhintergrund mithilfe eines Augenspiegels aus und kann so die Netzhaut (Retina) mit ihren kleinen und kleinsten Blutgefäßen begutachten. Der Zustand der Blutgefäße in der Netzhaut gibt Hinweise auf den Zustand der Gefäße in Hirn, Herz und Nieren, die auf Bluthochdruck besonders empfindlich reagieren. Sind Verengungen, also eine Arteriosklerose an den Gefäßen der Netzhaut, erkennbar (hypertone oder vaskuläre Retinopathie), sind die anderen Blutadern im Körper voraussichtlich ebenfalls entsprechend betroffen.

Sehstörungen treten bei diesen Schäden in der Regel nicht auf. Bei besonders schweren Hochdruckformen (siehe „Maligne Hypertonie“, S. 17) sieht die Ärztin, der Arzt auf der Netzhaut Fettablagerungen, Einblutungen und weiße, watteartige Flecken (Cotton-Wool-Herde) – kleine Gebiete der Netzhaut sind dort bereits abgestorben. Die Patienten merken in der Regel aber nichts von diesen Verände-

VOR FOLGEN SCHÜTZEN

Ein unbehandelter Bluthochdruck kann schwere Folgen haben – gut, dass Sie vorbeugen können.

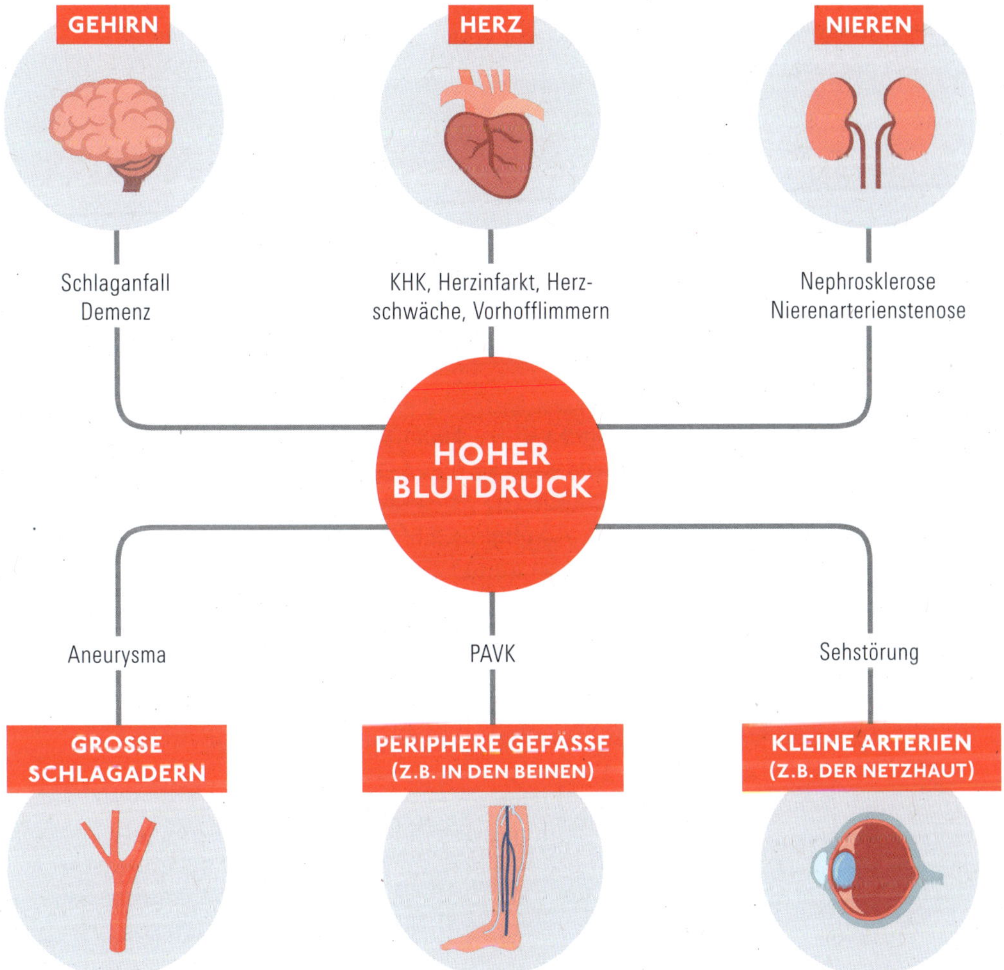

rungen an den Augengefäßen – genauso wenig wie sie zunächst die Veränderungen an den Herzkranz-, Hirn- oder Nierengefäßen spüren können. Manchmal sehen sie trüb, verschwommen, haben ein Flimmern vor den Augen – alles unspezifische Symptome, die auf andere Störungen hindeuten können.

Im schlimmsten Fall ist der Sehnerv gestaut, weil die Stelle der Netzhaut, an der der Sehnerv aus dem Auge ins Gehirn tritt (Papille), geschwollen ist. Dieses Papillenödem (das vom Patienten kaum bemerkt wird) ist eine Komplikation der malignen Hypertonie (siehe S. 17). Die schweren Augenschäden könnten zur Erblindung führen, wenn sie nicht rechtzeitig entdeckt und behandelt werden. Die gute Nachricht: Die meisten Augenschäden, auch die bei maligner Hypertonie, können sich zurückbilden, wenn der Blutdruck dauerhaft eingestellt ist.

REGELMÄSSIGER BESUCH BEIM AUGENARZT: Weil Gefäßschäden an den Augen so gut dingfest gemacht werden können, sollten Bluthochdruckpatientinnen und -patienten ihren Augenhintergrund von Zeit zu Zeit in einer augenärztlichen Praxis untersuchen lassen. Die Krankenkassen übernehmen die Kosten der Untersuchung.

Manchmal wird durch eine Augenspiegelung ein Bluthochdruck erst erkannt. Der Augenarzt kann Sie gegebenenfalls auf ein erhöhtes Schlaganfall- oder Herzinfarktrisiko hinweisen – und Sie haben die Chance, frühzeitig Risikofaktoren wie Rauchen, Bewegungsmangel, cholesterinhaltiges Essen, Alkohol und Stress auszuschalten.

Begleiterkrankung Stoffwechselstörung

Ein bestimmter Gehalt von Fetten im Blut ist normal und notwendig, weil der Körper sie für vielfältige Zwecke braucht. Doch wenn zu viele Fette im Blut schwimmen, greift das die Gefäße an. Spüren tut man davon nichts – wie beim Bluthochdruck. Verbünden sich erhöhte Blutfettwerte und erhöhter Blutdruck, wird es besonders gefährlich für Herz und Hirn und andere Gefäße.

Es gibt zwei Arten von Blutfetten: Cholesterin und Triglyzeride. Sowohl die Cholesterin- als auch die Triglyzerid-Werte lassen sich über eine gesunde Ernährung beeinflussen. Sind Ihre Werte hoch, kann es unter anderem sein, dass in Ihrem Essen zu viele gesättigte Fettsäuren stecken. Es ist weniger entscheidend, wie viel Fett Sie mit der Nahrung aufnehmen, sondern vielmehr, um welches Fett es sich handelt. Es geht vor allem darum, den Konsum von gesunden Fetten zu steigern und ungesunde Fette zu reduzieren (siehe S. 119).

Zu vermeiden sind vor allem gehärtete Pflanzenfette, wie sie in Fertiggerichten, frittierten Produkten oder kommerziell hergestellten Back- und Süßwaren enthalten sind. Auch Fette mit vielen gesättigten Fettsäuren, wie Kokos- und Palmfett, Schmalz, Mayonnaise und Speck, sollten wir aus dem Weg gehen. Pflanzliche Öle mit ihren ungesättigten Fettsäuren dagegen haben eine günstige Wirkung auf den Fettstoffwechsel. Olivenöl ist reich an einfach ungesättigten Fettsäuren, Walnuss-, Raps-, Soja- oder Leinöl zeichnen sich sogar durch mehrfach ungesättigte Fettsäuren vom Omega-3-Typ aus, die wir im Allgemeinen zu wenig aufnehmen.

Menschen mit erhöhten Triglyzeridwerten haben einen besonderen Bedarf an Omega-3-Fettsäuren, die vor allem fette Fische liefern: Makrele, Lachs, Sardelle, Hering, Forelle oder Thunfisch. Egal ob gekocht, geräuchert, gebeizt oder roh, z. B. als Sushi: Zweimal in der Woche sollten Sie diese Fische essen. Panierten Fisch, Fischsalat oder Sahnesaucen sollten Sie allerdings eher meiden.

CHECK-UP NUTZEN: Weil erhöhte Cholesterin- und Triglyzeridwerte keine Beschwerden machen, sollten Sie Ihre Werte regelmäßig kontrollieren lassen. Die gesetzlichen Krankenkassen empfehlen und bezahlen alle zwei Jahre für Erwachsene, die über 35 Jahre alt sind, einen Gesundheitscheck, den sogenannten Check-up 35.

Auch den Ballaststoffen, reichlich enthalten in Obst und Gemüse, wird eine positive Wirkung auf die Blutfette zugeschrieben, denn sie binden Gallensäuren und ziehen sie so „aus dem Verkehr". Der Körper ist daraufhin gezwungen, Gallensäuren neu zu bilden – und dafür braucht er Cholesterin, das er dem Blutkreislauf entzieht. Der Cholesterinspiegel im Blut sinkt. Wenn Sie sich an die Empfehlungen der DASH-Diät halten (siehe S. 117) können Sie nicht nur Ihren Blutdruck, sondern auch die Blutfette senken oder vermeiden, dass sie überhaupt ansteigen. Im Grunde genommen ist DASH keine

Diät, sondern eine Mittelmeerkost mit viel Obst und Gemüse, Meeresfisch und pflanzlichen Ölen sowie Nüssen und Vollkornprodukten.

Wenn Sie übergewichtig sind: Neben der Umstellung der Ernährung in Richtung gesunder Fette ist Abnehmen die zweite wichtige Maßnahme, um die Blutfette positiv zu beeinflussen. Gleichzeitig sollten Sie darauf achten, wenig Alkohol und Zucker zu konsumieren. Alkoholverzicht und Gewichtsreduktion wirken sich zudem positiv auf Ihren Blutdruck aus. Sie schlagen also immer mehrere Fliegen mit einer Klappe.

Sollten Ihre Werte trotz ausgewogener Ernährung, viel Bewegung und gegebenenfalls Gewichtsabnahme nicht fallen, kommen Medikamente wie etwa Statine infrage – vor allem, wenn andere Faktoren Ihre Gefäße zusätzlich belasten: Sie haben zu hohen Blutdruck, rauchen, leiden an Diabetes oder sind familiär vorbelastet.

ZUM NACHLESEN: Mehr medizinische Informationen und mehr als 80 Rezepte finden Sie in dem Ratgeber „Gut essen bei erhöhtem Cholesterin“, der ebenfalls bei der Stiftung Warentest erschienen ist. Bewertungen der Statine und anderer Mittel gegen erhöhte Blutfettwerte finden Sie auf der Webseite www.medikamente-im-test.de der Stiftung Warentest.

Mittäter Diabetes

Bluthochdruck verbündet sich häufig mit erhöhten Blutzuckerwerten: Im Vergleich zu Menschen mit normalem Blutdruck haben Hypertonikerinnen ein doppelt so hohes Risiko, an Diabetes zu erkranken. Deshalb sollten Sie Ihre Blutzuckerwerte beobachten. Denn wie Bluthochdruck bleibt die Zuckerkrankheit meist jahrelang unbemerkt. Wird ein Diabetes entdeckt – wie Bluthochdruck oft ein Zufallsbefund –, sind nicht selten schon irreparable Schäden entstanden, zum Beispiel an den Nieren oder an den Augen.

Diabetes mellitus ist eine Stoffwechselerkrankung, bei der die Bauchspeicheldrüse entweder kein oder nicht mehr genügend Insulin produziert (Typ 1) oder die Zellen reagieren vermindert auf das vorhandene Insulin (Typ 2). Gemeinsam ist beiden Typen, dass zu viel Zucker (chemisch: Glukose) im Blut bleibt. Der Typ-1-Diabetes ist in der Regel eine Autoimmunkrankheit, Typ-2-Diabetes dagegen wie der Bluthochdruck eine Zivilisationskrankheit. Die Anlage, einen Typ-2-Diabetes zu entwickeln, wird zwar vererbt. Ob die Krankheit zum Ausbruch kommt, hängt aber von vielen Faktoren ab. Vorherrschend sind offenbar Übergewicht und Bewegungsmangel.

Ein ungesunder Lebensstil – das scheint die Erklärung dafür zu sein, warum bis zu 90 Prozent der Typ-2-Diabetiker gleichzeitig zu hohen Blutdruck haben. Und umgekehrt: Vieles, was einen Bluthochdruck verhindert oder senkt, hilft auch bei Diabetes: eine Ernährung, die reichlich Vollkornprodukte, Gemüse und Obst enthält, möglichst tägliche Bewegung und vor allem Abnehmen bei Übergewicht. Liegen bei Ihnen die Blutzuckerwerte schon in einem bedenklichen Bereich, können diese Maßnahmen zusammen das Risiko, einen Diabetes zu entwickeln, um 60 Prozent senken! Denn sie verbessern die Glukosetoleranz, also die Verarbeitung des Zuckers im Körper.

RISIKO REDUZIEREN: Wegen des erhöhten Diabetes-Risikos sollten Sie mindestens einmal im Jahr bei einem Arztbesuch den Wert für den Nüchternblutzucker bestimmen. Von einem Diabetes spricht man, wenn die Messungen an zwei Tagen einen Nüchternblutzucker über 126 mg/dl ergeben. Vielleicht zeigt sich auch erstmal nur eine Vorstufe von Diabetes, dann ist Vorbeugung besonders wichtig.

Eine Diabetesdiät gilt als überholt. Daher können Sie sich, wenn Sie neben dem Bluthochdruck auch an Diabetes erkrankt sind, an die Empfehlungen der DASH-Diät zur Blutdrucksenkung halten (siehe S. 117). Das bedeutet: wenig tierisches Fett, wenig tierisches Eiweiß und zusätzlich salzarm, dafür mehr pflanzliche Fette und Eiweiße und viele Kohlenhydrate.

Viele Diabetiker glauben, sie müssten Kohlenhydrate – also Zucker aller Art – meiden. Doch Kohlenhydrate sind die Basis einer gesunden Ernährung. Allerdings sind vor allem komplexe Kohlenhydrate, zu denen in erster Linie Vollkornprodukte, Hülsenfrüchte und gekochte Kartoffeln gehören, willkommen, weil die darin enthaltenen Zucker erst nach und nach ins Blut übergehen. Dadurch schwankt der Blutzucker nicht so stark, was bei Diabetikern erwünscht ist. „Schnelle" Kohlenhydrate sollten Sie nur in mäßigen Mengen verzehren. Sie sind zum Beispiel in Honig, Kartoffelpüree, Cornflakes oder süßen Getränken wie Cola und Limonaden (ausgenommen Light-Getränke) enthalten.

Auf Diabetiker-Spezialprodukte können Sie getrost verzichten: Sie enthalten zwar weniger Kohlenhydrate als vergleichbare Gerichte, dafür aber oft mehr Eiweiß und Fett. Außerdem schmecken sie häufig nicht besonders und sind teuer.

Wenn der Blutzuckerspiegel sich durch diese Umstellungen nicht ausreichend senken lässt, wird mit Tabletten oder Insulin weiterbehandelt. Um Organschäden zu vermeiden, sollte nicht nur der Blutzucker, sondern auch der Blutdruck richtig eingestellt sein. Als besonders vorteilhaft für Diabetiker haben sich ACE-Hemmer (siehe S. 137) und Sartane (siehe S. 140) erwiesen: Studiendaten legen nahe, dass diese Mittel einer Nierenschwäche vorbeugen und eine Nierenschädigung abmildern können – gefürchtete Komplikationen bei Diabetes. Vorsicht ist bei Betablockern und Thiaziddiuretika geboten, weil sie eine Insulinresistenz verstärken können.

Menschen mit Diabetes, denen es gelingt, ihren Blutzuckerspiegel weitgehend normal zu halten, haben fast keine Spätfolgen zu befürchten und annähernd die gleiche Lebenserwartung wie stoffwechselgesunde Menschen. Vor allem dann, wenn ihr erhöhter Blutdruck und die oft gleichzeitig erhöhten Blutfettwerte wirkungsvoll gesenkt werden.

ZUM NACHLESEN: Hilfreich ist eine Diabetes-Schulung. Dort lernen Sie ganz einfach und praktisch, wie Sie die richtige Ernährung, die Medikamente, das Messen und wenn nötig das Spritzen in Ihren persönlichen Alltag integrieren können. Am besten schreiben Sie sich dafür in ein sogenanntes Disease-Management-Programm (DMP) Diabetes ein. Fragen Sie Ihre Ärztin, Ihren Arzt danach. Mehr zu Diabetes und was Sie selbst tun können, erfahren Sie im Ratgeber der Stiftung Warentest: „Diabetes Typ 2. Das Ich-darf-alles-Konzept".

ALLES ANDERS? SCHRITT FÜR SCHRITT!

Wenn Sie Ihre Lebensweise verändern, können Sie genauso viel bewirken wie mit einem Medikament. Doch es ist nicht immer leicht, sich aufzuraffen.

Der Anfang: Selber messen

Blutdruckmessen ist einfach und eine ideale Untersuchungsmethode, mit der Sie Ihre (Blutdruck-)Geschicke in die Hand nehmen können.

In der Regel spüren wir den Blutdruck nicht, aber wir können ihn mit recht wenig Aufwand sichtbar machen: nämlich auf einem Blutdruckmessgerät anzeigen lassen. Da der Blutdruck bei jedem Menschen schwankt, ist es sinnvoll, ihn zu beobachten. Die regelmäßige Selbstmessung zu Hause sagt mehr aus als eine gelegentliche Messung in der Arztpraxis oder Apotheke. Sie trägt dazu bei, einen erhöhten Blutdruck zu bestätigen oder auszuschließen und die Therapie optimal zu steuern.

DER GRENZWERT LIEGT BEI DER SELBSTMESSUNG zu Hause nicht bei 140/90 mmHg, sondern nur bei 135/85 mmHg. Denn in den eigenen vier Wänden sind wir meist entspannter als in der Arztpraxis. Beim Arzt haben viele Menschen erhöhte Blutdruckwerte, weil sie etwas aufgeregt sind, während ihre Werte zu Hause normal ausfallen. So hilft die Selbstmessung auch, diesem sogenannten Weißkitteleffekt auf die Spur zu kommen.

Ist bei Ihnen ein Bluthochdruck festgestellt worden und sollte eine Therapie mit Arzneimitteln notwendig sein, hat die Selbstmessung ebenfalls eine wichtige Funktion: Sie können überprüfen, ob die Medikamente richtig dosiert sind und Ihr Blutdruck gut eingestellt ist. Sie können zudem besser verfolgen, was Ihre sonstigen Bemühungen bringen, wie etwa den Stress zu reduzieren (siehe S. 75), sich besser zu ernähren (siehe S. 109) und sich mehr zu bewegen (siehe S. 97), eventuell Gewicht zu verlieren (siehe S. 123) oder auch mit dem Rauchen aufzuhören oder weniger Alkohol zu trinken (siehe S. 92). Die Selbstmessung zu Hause ist einfach, preiswert und Sie werden das Gerät schnell beherrschen.

Wer hat's erfunden?

Eine Blutdruckmessung, bei der man nicht mehr mit Kanülen in den Körper eindringen muss, gibt es schon seit 120 Jahren. Hat sich der Erfinder der indirekten Blutdruckmessung, der italienische Kinderarzt Scipione Riva-Rocci, noch einen Fahrradschlauch um den Oberarm gebunden und ihn aufgepumpt, tut es heute eine Manschette mit Klettverschluss. Wahrscheinlich ist Ihnen schon einmal die Bezeichnung „RR" für Bluthochdruck untergekommen: Damit wird der „nach Riva-Rocci" gemessene Blutdruck abgekürzt, nämlich mit Manschette am Oberarm oder am Handgelenk. Zusätzlich verwendete Riva-Rocci eine Quecksilbersäule (von daher auch die Einheit mmHg: „Millimeter Quecksilbersäule", S. 11) und tastete den Puls am Handgelenk. Er fand heraus, dass beim Aufpumpen der Druck, bei dem der Puls nicht mehr tastbar ist, dem systolischen Druck entspricht.

Heute kann ohne Quecksilbersäule und Tasten gemessen werden, aber eine Manschette gehört zu jedem verlässlichen Gerät. Sie wird beim Messen so weit aufgepumpt, dass die Arterie abklemmt ist und kein Blut mehr durchfließt. Anschließend lässt man die Luft langsam aus der Manschette entweichen. Ab dem Zeitpunkt, an dem der Druck der Manschette auf den Druck gesunken ist, den das Herz durch das Zusammenziehen (siehe „Systole", S. 10) aufbaut, beginnt das Blut wieder in den Unterarm zu fließen. Der Wert, den das Messgerät in dem Moment anzeigt, entspricht dem systolischen Blutdruck, dem oberen Wert. Lässt man den Druck in der Manschette weiter ab, erreicht er nach einer bestimmten Zeit den Druck, der am Ende der Erschlaffungsphase des Herzmuskels herrscht. Dieser Wert entspricht dem diastolischen Blutdruck, dem unteren Wert. Das Blut kann jetzt ungehindert strömen.

Es gibt zwei Möglichkeiten, diese beiden Werte zu erfassen: Entweder werden Strömungsgeräusche des Blutes, die zwischen dem systolischen und dem diastolischen Druck auftreten, mit einem Stethoskop an der Armschlagader abgehört. Mit dieser sogenannten auskultatorischen Methode (lat. auscultare = zuhören, lauschen) messen die meisten Ärzte den Bluthochdruck, weil sie sehr genau ist. Die Geräte zum Selbermessen beruhen heute dagegen meist auf der oszillometrischen Methode, bei der ein Sensor im Gerät die Schwingungen (Oszillationen) elektronisch erfasst, die das Blut beim Durchfließen an der Gefäßwand auslöst, wenn der Manschettendruck den systolischen Druck unterschreitet.

Die richtigen Helferlein finden

Blutdruckmessgeräte können Sie in der Apotheke oder im Sanitätshaus kaufen, manchmal auch in Supermärkten und natürlich im Internet, wo Sie aber nicht beraten werden. Die Kosten für ein Blutdruckmessgerät übernehmen in der Regel die Krankenkassen, wenn zum ersten Mal die Diagnose Hypertonie gestellt wird. Sie brauchen dafür aber eine ärztliche Bestätigung. Fragen Sie bei Ihrer Kasse nach.

Für den Hausgebrauch stehen viele komfortable, vollautomatische Geräte zur Verfügung. Per Knopfdruck erzeugen sie einen vorbestimmten Manschettendruck und auch das Ablassen des Drucks wird automatisch gesteuert. Auf einem digitalen Display werden systolischer und diastolischer Blutdruck sowie meist die Herzfrequenz angezeigt. Bedienkomfort und Ausstattung der Geräte wurden in den letzten Jahren weiter verbessert: Manche Geräte können über 100 Messwerte speichern, so haben Sie die Möglichkeit, den Verlauf Ihres Blutdrucks zu verfolgen.

NICHT ALLE GERÄTE MESSEN GUT: Die Stiftung Warentest spürt immer wieder „Bessermesser" auf. Ein höherer Preis ist dabei häufig kein Qualitätsmerkmal: Auch teure Geräte zeigen teilweise falsche Werte an und preiswerte können gut sein. Informieren Sie sich auf www.test.de über die aktuellen Urteile.

Sie können auch in der Arztpraxis Ihre Selbstmessung überprüfen lassen. Dabei zeigen sich eventuelle Gerätefehler, aber auch mögliche Fehler in der Handhabung der Geräte. Nach etwa zwei Jahren sollten Sie noch einmal eine Parallelmessung veranlassen. Unbedingt wünschenswert: Das Gerät sollte einen unregelmäßigen Herzschlag anzeigen. Das kann ein Hinweis auf eine Herzrhythmusstörung sein. Bei Herzrhythmusstörungen kann es schwierig werden, den Blutdruck zu messen, weil er sich möglicherweise von Schlag zu Schlag verändert. Deshalb ist in diesen Fällen die Messung mit dem Stethoskop in der Arztpraxis zu bevorzugen. Sprechen Sie in jedem Fall mit Ihrer Ärztin über den unregelmäßigen Puls. Sie sollten gemeinsam klären, ob trotzdem eine Selbstmessung zuverlässig genug ist, etwa indem Sie den Blutdruck dreimal hintereinander messen und daraus den jeweiligen Mittelwert des systolischen und diastolischen Blutdrucks notieren.

NUTZEN SIE EINEN BLUTDRUCKPASS: Tragen Sie die Werte regelmäßig in einen Blutdruckpass ein. Sie können darin außergewöhnliche Situationen vermerken, wie etwa Stress oder körperliche Beschwerden. Einen Blutdruckpass bekommen Sie zum Beispiel bei der Deutschen Hochdruckliga e.V., der Deutschen Herzstiftung e. V. oder in Apotheken.

Wer technikaffin ist, kann ein Gerätemodell kaufen, das über eine drahtlose oder kabelgebundene Schnittstelle zu einem digitalen Speichermedium verfügt, sei es ein PC, Smartphone oder Tablet. Die dazugehörige App führt alle Messdaten übersichtlich auf und kann sie auch als Kurvenverlauf darstellen. „Smarte" Messgeräte ohne Manschette, etwa Uhren oder Armbänder, sind als alleinige Messmethode wegen der höheren Fehlerquote nicht empfehlenswert.

Sie haben die Wahl zwischen Geräten, die am Handgelenk angelegt werden, und Geräten für den Oberarm. Vorteil beim Messen am Oberarm: Das Gerät befindet sich in Herzhöhe. Dafür sind die kompakten Handgelenkgeräte bequemer anzuwenden. Zwar kann am Handgelenk der Blutdruck auch genau gemessen werden. Von den auf dem Markt erhältlichen Geräten tun dies aber deutlich weniger Handgelenk- als Oberarmgeräte. 2020 beurteilte die Stiftung Warentest nur eins von sieben Handgelenkgeräten mit gut, dagegen sechs von 10 Oberarmgeräten. Handgelenkgeräte werden nur bei sehr umfangreichen Oberarmen empfohlen, wenn Messungen dort kaum möglich sind. Auch Handhabungsfehler sind häufig.

Bei einem Handgelenkgerät müssen Sie darauf achten, es auf Herzhöhe zu halten (siehe Sonderseite S. 65). Das gelingt zum Beispiel, wenn Sie die Hand ausgestreckt auf eine erhöhte Oberfläche legen oder den Arm entsprechend anwinkeln. Befindet sich das Handgelenk mit dem Gerät unterhalb des Herzens, wird der Druck zu hoch bestimmt, oberhalb des Herzens fällt er zu niedrig aus. Als Sicherheitsmaßnahme beginnen manche Handgelenkgeräte gar nicht erst mit dem Messen, wenn die Position falsch ist. Manche Handgelenkgeräte sind wie Armbanduhren nur links gut handhabbar. Bluthochdruckpatienten sollten aber rechts messen, wenn bei ihnen auf dieser Seite die Werte deutlich höher liegen. Achten Sie in diesem Fall beim Kauf darauf, dass das Gerät auch rechts gut sitzt und ablesbar ist. Wichtig ist, dass Sie auf die Größe der Manschette achten, sonst misst das Gerät nicht richtig. Bei Oberarmgeräten ist die Standardgröße meist für einen Oberarmumfang bis zu 32 Zentimeter gedacht. Weil die Standardmanschette für stärkere Oberarme zu hohe Werte liefert, gibt es Sondermaße. Auch Handgelenkgeräte gibt es mit verschieden großen Manschetten, in der Regel sind sie für Umfänge von 13,5 bis 21,5 Zentimeter konstruiert.

Besprechen Sie mit Ihrem Arzt regelmäßig Ihre Messergebnisse. Das führt zu einer besseren Blutdruckeinstellung. Wenn Sie Ihre Blutdruckwerte im Auge behalten, ist ein großer Schritt zu mehr Eigenverantwortung getan. Das ist eine gute Basis dafür, den Blutdruck wieder in den Griff zu bekommen.

Die Macht der Gewohnheit

Gesünder leben – das wollen wir eigentlich alle. Was hindert uns daran, unser Verhalten zu ändern? Und was hilft?

Leichtes Ausdauertraining, moderate Gewichtsreduktion, weniger Alkohol und weniger Salz – von einer solchen Bluthochdrucktherapie könnten alle Patienten profitieren. Pro abgenommenem Kilogramm Körpergewicht sinkt bei Übergewichtigen der Blutdruck um etwa 1 bis 2 mmHg. Verstärkt wird dieser Effekt durch regelmäßige körperliche Aktivität: Wenn Sie zum Beispiel mehrmals die Woche eine halbe Stunde Rad fahren, spazieren gehen oder schwimmen, fällt der Druck um bis zu 5 bis 10 mmHg ab. Halten Sie sich dann noch zusätzlich beim Alkoholkonsum zurück, purzeln die Werte voraussichtlich um weitere 5 mmHg. Und noch einmal 5 mmHg können hinzukommen, wenn Sie beim Essen konsequent auf eine salzärmere Ernährung achten.

Auch wenn sich die durchschnittlichen Wirkungen der einzelnen Maßnahmen nicht einfach zusammenrechnen lassen: Blutdrucksenkungen von über 20 mmHg werden beobachtet. Mit Arzneimitteln gelingt das meist nur, wenn mehrere kombiniert werden.

CHECKLISTE: SO MESSEN SIE RICHTIG

Es ist wichtig, dass beim Messen so sichere Werte wie möglich herauskommen. Ein paar Regeln helfen Ihnen dabei.

- ○ Den richtigen Arm nehmen. Bevor Sie mit der Selbstmessung beginnen, sollte eine Fachkraft den Blutdruck an beiden Armen messen. Weichen die Werte um mehr als 10 mmHg voneinander ab, messen Sie stets an dem Arm mit dem höheren Blutdruck.
- ○ Ruhig sitzen. Setzen Sie sich zur Messung bequem und aufrecht hin, die Beine nebeneinander auf dem Boden. Messen Sie erst nach mindestens fünf Minuten Ruhepause. Nicht während des Essens und beim Fernsehen messen – auch nicht nebenbei unterhalten! Dicke Kleidung ausziehen, nicht hochkrempeln.
- ○ In Herzhöhe messen. Bei Oberarmgeräten liegt die Manschette automatisch richtig, bei Handgelenkgeräten müssen Sie Ihren Arm korrekt anwinkeln.
- ○ Manschette richtig anlegen. Bei Oberarmgeräten den unteren Rand der Manschette zwei Querfinger oberhalb der Ellenbeuge positionieren, der aufblasbare Teil sollte sich an der Innenseite des Oberarms befinden. Nicht zu stramm ziehen, Sie sollten noch einen Finger unter die verschlossene Manschette schieben können.
- ○ Messung wiederholen. Wiederholen Sie die Messung am besten noch zweimal nach etwa zwei Minuten und nehmen Sie den Durchschnittswert von der zweiten und dritten Messung. Denn der erste Wert ist oft besonders hoch.
- ○ Wann messen? Messen Sie möglichst immer zur selben Zeit, ideal ist morgens vor dem Essen und vor der Medikamenteneinnahme, so erhalten Sie einen für den Arzt gut zu interpretierenden Ist-Wert Ihres Blutdrucks.
- ○ Wie oft messen? Messen Sie täglich, morgens und abends, wenn die Schwere des Hochdrucks ermittelt werden soll, die Therapie gerade beginnt oder wenn die Einstellung der Medikamente unbefriedigend ist. Bei stabilen Werten genügt es, zwei- bis dreimal in der Woche morgens zu messen oder einmal im Monat eine „Messwoche" einzulegen.
- ○ Werte dokumentieren. Notieren Sie die Ergebnisse in Ihrem Blutdruckpass oder einem selbstangelegten Blutdruck-Tagebuch, um sie zu vergleichen und mit Ihrem Arzt besprechen zu können. Sie können die Daten auch digital abspeichern.

Das klingt doch verlockend, oder? Wenn es doch so einfach wäre! Verhaltensweisen lassen sich leider nicht von heute auf morgen ändern. Wir hängen an alten Gewohnheiten – selbst dann, wenn sie uns schaden. Veränderungen, und seien sie scheinbar noch so klein, fallen ziemlich schwer. Untersuchungen zeigen, dass Veränderungswillige im Durchschnitt etwa fünf Anläufe brauchen, bis sie ihr Ziel erreicht haben. Doch die Schwierigkeiten fangen schon vorher an: Man muss erst mal dahin kommen, dass man wirklich etwas verändern will, etwa abnehmen, mit dem Rauchen aufhören oder mehr Bewegung ins Leben bringen. Es ist ein Unterschied, ob Sie sagen: Ich möchte gerne schlanker werden (es soll irgendwie passieren) oder: Ich möchte etwas dafür tun, dass ich schlanker bin.

Warum soll ich etwas ändern? Ich spüre doch nichts vom Hochdruck! Viele fassen leider erst den ernsthaften Vorsatz zur Umkehr, wenn sie ernsthaft krank geworden sind. Wenn störende Symptome fehlen, fällt es schwerer, sich einen Ruck zu geben. Und klar, prima wäre es, das Verhalten schon dann zu ändern, bevor sich der hohe Druck bemerkbar macht und Organe schädigt (siehe S. 38). Aber wer ist schon perfekt. Umso wichtiger ist es darum nach der Diagnose, zu überlegen, warum es so schwierig ist, aus alten Routinen auszubrechen und neue zu etablieren. Wenn Sie sich mit Ihrem inneren Schweinehund auseinandersetzen, vielleicht sogar anfreunden, dann gelingt es Ihnen leichter, Vorhaben in Angriff zu nehmen.

Verschiedene Stadien – ein Modell

Die amerikanischen Psychologen James Prochaska und Carlo DiClemente haben mehr als 100 000 Menschen beobachtet, die in ihrem Leben etwas ändern wollten. Sie fanden heraus, dass der Weg vom Wunsch zum Ziel nicht direkt und gradlinig verläuft. Vielmehr müssen wir verschiedene Phasen durch- und überstehen, pendeln zwischen den verschiedenen Stadien hin und her, müssen mit Ambivalenzen, Zweifeln und Rückfällen rechnen.

1 **PHASE DER ABSICHTSLOSIGKEIT:** „Ich denke nicht darüber nach, etwas an meinem Verhalten zu ändern." Sie sind vielleicht nicht unbedingt mit sich zufrieden, haben aber auch nicht unbedingt Lust, Ihren Lebensstil zu hinterfragen. Möglicherweise haben Partner, Freunde oder Angehörige Sie schon des Öfteren

darauf hingewiesen, dass Sie Ihrer Gesundheit schaden. Sie fühlen sich vielleicht unter Druck gesetzt und reagieren eher ablehnend, sogar trotzig? Vielleicht ist Ihnen das Problem gar nicht bewusst oder Sie neigen dazu, es zu verdrängen. Oder Sie gehören zu denjenigen, die resigniert haben: Es klappt ja doch nicht, abzunehmen, mit dem Rauchen aufzuhören …

2 PHASE DER ABSICHTSBILDUNG: „Ich denke darüber nach, im nächsten halben Jahr etwas an meinem Verhalten zu ändern." Zweifel und Unzufriedenheit melden sich. Sie spüren, dass Sie etwas ändern sollten, doch schrecken Sie noch davor zurück. Die alten Gewohnheiten ziehen an Ihnen. Vielleicht fühlen Sie sich auch wie gelähmt, wenn es an die Umsetzung geht.

3 PHASE DER VORBEREITUNG: „Ich habe mich entschieden, innerhalb der nächsten vier Wochen etwas zu unternehmen." Der Wunsch wird konkreter, mögliche Lösungen tauchen auf, Pläne werden geschmiedet. Vielleicht haben Sie auch schon erste Schritte unternommen, sich zu einem Entspannungskurs oder im Fitnessstudio angemeldet, dieses Buch gekauft … Sie haben jedenfalls eine klare Entscheidung getroffen. Doch in dieser Phase ist die Gefahr groß, nur in Wunschfantasien zu schwelgen und sich vorzumachen, dass es damit schon getan ist.

4 PHASE DER HANDLUNG: „Ich habe begonnen, etwas in meinem Leben zu verändern." Sie sind aktiv geworden, schnüren abends die Laufschuhe, verzichten ab und zu auf Alkohol oder tauschen den Schokoriegel gegen einen Apfel aus. Zunächst stellt sich ein Hochgefühl ein: Ich habe es geschafft! Nein, noch nicht: Die Sehnsucht nach dem Gewohnten meldet sich und Sie werden möglicherweise schwach.

5 PHASE DES DURCHHALTENS: „Ich habe mein Verhalten schon vor mehr als sechs Monaten geändert und bin bisher dabeigeblieben." Doch Sie werden immer wieder auf die Probe gestellt: Jetzt eine Zigarette! Ich habe Bierdurst! Heute Abend noch zum Joggen? Möglicherweise erliegen Sie ab und zu den Versuchungen oder fallen erst einmal in Phase zwei oder drei zurück.

6 PHASE DER STABILISIERUNG: „Ich genieße mein neues Lebensgefühl und habe auf meine alten Gewohnheiten gar keine

Lust mehr." Jetzt haben Sie es wirklich geschafft. Sie trauern den alten Gewohnheiten nicht mehr hinterher, die neuen Verhaltensweisen sind in Ihr Leben integriert und Sie fühlen sich wohl damit. Die Gefahr eines Rückfalls tendiert gegen null.

Dieses sogenannte Transtheoretische Modell (TTM) von Prochaska und DiClemente ist das weltweit wichtigste Modell, um Veränderungen von gesundheitsrelevanten Gewohnheiten zu beschreiben. Es wurde in vielen Studien überprüft. Transtheoretisch heißt es deshalb, weil unterschiedliche Psychotherapieschulen eingeflossen sind.

In welcher Phase befinden Sie sich? Finden Sie sich in Phase eins wieder, werden Sie das Buch eventuell weglegen. Oder Sie möchten sich einfach über die Fakten zum Bluthochdruck und über die Medikamente, die Sie einnehmen, informieren. Vielleicht kommen Sie danach zu dem Schluss, dass Sie etwas ändern wollen. Doch jeder hat das Recht, an seinen Gewohnheiten festzuhalten, auch wenn sie vielleicht ungesund sind. Gesund zu leben ist nur ein mögliches Ziel neben anderen im Leben. Vielleicht gehören Sie auch zu denjenigen, die sowieso schon alles richtig machen. Dann haben Sie eventuell schon mal diese sechs Stadien durchlaufen, etwa als Sie sich das Rauchen abgewöhnt haben, und sind sicher in Phase sechs gelandet.

Den inneren Schweinehund überwinden

Wie können Sie sich überwinden Dinge zu tun, bei denen Sie wissen, dass sie wichtig sind, Sie darauf aber eigentlich keine Lust haben? Wer ist dieser Schweinehund, der Sie daran hindert, Ihre Vorsätze zu verwirklichen? Wir setzen ihn jedenfalls mit Faulheit gleich. Wir beschimpfen uns als faul, wenn wir uns einfach nicht aufraffen können, wir haben ein schlechtes Gewissen und fühlen uns mies. Doch mit Faulheit hat diese „Intentions-Verhaltens-Lücke" – so der gesundheitspsychologische Begriff für den umgangssprachlichen Schweinehund – nicht viel zu tun. Wir sollten versuchen, dieses „Hundespiel" zu verstehen und lernen, Impulse zu filtern.

GEWOHNHEITEN GEBEN HALT UND SICHERHEIT, sie bieten die Ankerpunkte in unserem Alltag. Das ist die psychologische Erklärung dafür, dass wir an unseren Gewohnheiten hängen. Deshalb ist es völlig normal, wenn man mehrere Anläufe und viel Zeit, manchmal Jahre braucht, bis man ein altes Verhalten abgelegt und ein neues eingeübt hat.

Dahinter steckt aber auch handfeste Neurobiologie. Diese Verhaltensweisen haben sich tief in unser Gehirn eingeschrieben, um uns zu entlasten. So müssen wir nicht jeden Morgen darüber nachdenken, was wir denn jetzt tun sollen. Automatisch führt der erste Weg ins Bad oder zum Kaffeeautomaten. Wollen wir aus einem solchen Ritual ausbrechen, beispielsweise gleich nach dem Aufstehen Joggen gehen, dann arbeitet das Gehirn auf Hochtouren, weil es gewohnte neuronale Bahnungen verlassen muss.

Vielleicht hält der Schweinehund uns aber auch dazu an, mal auszuruhen, wenn es wirklich nötig ist? Vielleicht gibt es ein starkes Bedürfnis nach Erholung? Vielleicht reicht deshalb die Kraft nicht, zum Yoga oder Schwimmen zu gehen oder auf die Zigaretten zu verzichten? Auch dieses Bedürfnis will gehört werden. Abends einfach nur mal auf dem Sofa oder Balkon zu sitzen, kann durchaus auch gesund sein. Ständiges Rumgehetze macht krank, es gilt, eine gute Balance zu finden zwischen Aktivitäten und Entspannung (siehe S. 76). Und auch ein Entspannungskurs ist erst mal eine Aktivität. Doch Tatsache ist: Hat man sich einmal durchgerungen, etwas Neues auszuprobieren, kann das froh machen.

Doch wie können wir es schaffen, unsere Komfortzone zu verlassen? Eine kurze Antwort: Eine Verhaltensänderung funktioniert desto eher, je konkreter sie formuliert und je besser sie geplant ist. (siehe SMART, S. 71) Wer sich kleine, realistische Ziele setzt, hat schneller ein Erfolgserlebnis. Das Gehirn schüttet dann die „Glückshormone" Serotonin und Dopamin als Belohnung aus, und diese positiven Gefühle animieren uns dazu weiterzumachen. Häufig nehmen sich Menschen aber zu viel auf einmal vor, wollen gleich zehn Kilo abnehmen. Dabei wäre ein Kilo innerhalb der kommenden zwei Monate viel realistischer. Oder sie bleiben recht vage bei einem „Ich möchte gesünder leben", was als Ziel regelrecht hilflos macht, weil es zu abstrakt formuliert ist. Das kann dazu führen, dass man die Flinte schnell ins Korn wirft. Oder gar nicht daran glaubt, dass man sein Leben und sein Gesundheitsverhalten wirklich ändern könnte.

Schauen, trauen, machen – und gewinnen!

Damit wären wir bei dem gesundheitspsychologischen Begriff der Selbstwirksamkeit – der Schlüssel, um sein Leben selbst in die Hand zu nehmen. Sind Sie überzeugt davon, dass Sie Ihr Leben aus eigenen Kräften verändern, dass Sie selbst auf eine Situation Einfluss nehmen können? Glauben Sie an Ihre Fähigkeiten, die es braucht, um aus alten Gewohnheiten herauszukommen? Oder denken Sie, dass sowieso alles von der Biologie oder von Genen gesteuert ist, etwa das Älterwerden, das Gewicht oder die Blutdruckwerte. Dann ist die Selbstwirksamkeitserwartung recht niedrig. Doch eine solche ausgeprägte Erwartung ist der Schlüssel dazu, um etwas in seinem Leben zu verändern.

Wie also können Sie Ihr Vertrauen in sich selbst stärken? Führen Sie sich frühere Erfolge vor Augen: Welche schwierigen Aufgaben haben Sie bereits gemeistert? Auch erste kleine Erfolgserlebnisse bei der Umsetzung des aktuellen Vorhabens nähren die Selbstwirksamkeitserwartung. Nicht zu unterschätzen ist die Unterstützung durch andere Menschen. Indem sie Sie mit einem „Du schaffst das schon!" ermutigen, indem sie sich für Ihr Vorhaben interessieren oder im besten Falle mitmachen. Deshalb sind Kurse auch erfolgversprechend: Raucherentwöhnung, Stressbewältigung, Nordic Walking oder Yoga in der Gruppe können sehr motivierend sein. Untersuchungen zeigen, dass viele Menschen nicht vorrangig aus gesundheitlichen Gründen zum Sport gehen, sondern weil sie dort nette Leute treffen. Auch die Bindung an eine Trainerin, an einen Trainer – die als Vorbild dienen – kann Wunder wirken.

Nicht zuletzt: Jegliche Veränderung funktioniert nur dann, wenn es Spaß macht. Sich zu etwas zu zwingen, hat keinen Zweck. Selbst wenn wir es dann ein paar Mal schaffen, joggen zu gehen, werden wir nicht bei der Stange bleiben. Wenn Sie liebend gerne Schokolade essen, ist es nicht sinnvoll, von Ihnen zu verlangen, auf diesen Genuss auf immer und ewig zu verzichten. Menschen sind keine Wesen, die nur vom Verstand und Willen gesteuert sind. Deshalb ist es so wichtig, mit kleinen Schritten anzufangen, damit sich möglichst bald kleine Erfolgserlebnisse einstellen und das Gehirn uns mit seinen Glückshormonen belohnt. Dann ist eine Runde in dem Spiel mit dem Schweinehund gewonnen. Und weiter geht's – hochmotiviert.

DIE SMARTE METHODE

Um Ziele zu erreichen, hat sich die SMART-Technik bewährt. Probieren Sie es aus.

S

SPEZIFISCH

Ein erster Schritt der sogenannten SMART-Technik ist es, sich über das Ziel im Klaren zu sein. Definieren Sie konkret, was Sie machen werden, zum Beispiel: Fahrrad fahren. Bleiben Sie schon jetzt realistisch!

M

MESSBAR

Ihr Vorhaben sollte dabei auch überprüfbar sein: Ich nehme mir vor, dreimal die Woche 30 Minuten Fahrrad zu fahren.

A

AKZEPTIERT

Sie haben sich etwas ausgesucht, auf das Sie Lust haben.

R

REALISTISCH

Sie stecken sich kleine Ziele, die Sie im Alltag gut umsetzen können. Ich fahre dreimal die Woche mit dem Fahrrad zur Arbeit (also zweimal die Woche darf es regnen). Da mein Arbeitsplatz 15 Minuten entfernt ist, komme ich auf mein Pensum.

T

TERMINIERT

Sie schreiben sich in den Kalender, wann Sie wo was machen: Montag, Dienstag und Donnerstag nehme ich das Fahrrad, mittwochs und freitags das Auto.

Gesünder leben – Ihr persönlicher Plan

Wie gehen Sie es nun konkret an?
Was sind die ersten Schritte?
Erkennen Sie Verführungen,
durchbrechen Sie alte Muster.

Wollen Sie etwas verändern oder sind Sie schon dabei, haben sich einige Strategien als hilfreich erwiesen. Das beginnt damit, sich für ein konkretes Ziel zu entscheiden, und zwar für nur eines. Denn mit dem Rauchen aufhören, weniger Alkohol trinken, abnehmen – das wäre ein bisschen viel auf einmal. Sie können nicht auf einen Schlag Ihr ganzes Leben umkrempeln. Entscheiden Sie sich für eine Veränderung und präzisieren Sie sie. Also: Ich möchte mich gerne mehr bewegen. Was heißt das? Ich fahre jeden Tag mit dem Fahrrad zur Arbeit. Oder: Ich möchte weniger Alkohol trinken. Wie kann ich das konkret umsetzen? Zum Beispiel: Montags bis mittwochs bleibe ich alkoholfrei. Legen Sie dazu einen Zeitplan fest und klären Sie, an welchem Tag oder in welcher Woche Sie beginnen möchten.

WEIHEN SIE ANDERE EIN: zum Beispiel Ihren Partner, gute Freunde, Familienmitglieder oder eine Kollegin. Vielleicht macht jemand mit oder steht für Gespräche in kritischen Situationen zur Verfügung?

Am schwierigsten ist es sicherlich, verführerische Rituale zu durchbrechen. Hier heißt es: Meiden Sie Routinen und Rituale, die mit Ihren alten Verhaltensmustern stark verknüpft sind, wie etwa das abendliche Fernsehschauen, die Raucherpause oder der Kneipenbesuch. Probieren Sie mal Alternativen aus, wie etwa einen Mittagsspaziergang, Theaterbesuch, Fahrradausflug oder etwas anderes, was Sie vielleicht schon immer mal machen wollten.

Versuchen Sie, Auslöser für Rückfälle in den Griff zu bekommen. Haben Sie sich schon einmal gefragt, ob Sie immer Alkohol trinken, wenn Sie angespannt sind? Oder sind Sie ein „Frustesser"? Trösten Sie sich mit Fernsehgucken, verknüpft mit viel Sitzen, Naschereien oder Alkohol? Immer, wenn man sich nicht so gut fühlt, besteht die Gefahr, in alte Muster zurückzufallen. Suchen Sie gezielt nach Möglichkeiten, damit es Ihnen in diesen Situationen besser geht: Spazierengehen, Schlafen, eine Freundin anrufen, zum Sport gehen. Auch Entspannungstechniken (siehe S. 82) können im Alltag sehr hilfreich sein, um mit akuten Anspannungen umzugehen. Wenn Sie merken, dass Ihre Probleme komplexer sind, scheuen Sie sich nicht, im Rahmen einer Psychotherapie professionelle Hilfe anzunehmen. Oder suchen Sie sich Unterstützung bei Menschen, denen es ähnlich geht wie Ihnen, zum Beispiel in einer Selbsthilfegruppe.

GANZ WICHTIG: Gehen Sie wohlwollend mit Rückfällen um. Rückfälle sind völlig normal, wie die psychologische Forschung bestätigt. Vorwürfe sind da wenig hilfreich. Haben Sie Geduld! Ihre Gewohnheiten haben sich über einen langen Zeitraum entwickelt und verlieren deshalb nicht so schnell ihre Macht. Analysieren Sie, was passiert ist und wie es zu den Ausrutschern kommen konnte. Was könnte Ihnen helfen, ähnlich riskante Situationen in Zukunft zu meistern?

Und nicht zuletzt: Belohnen Sie sich! Verlieren Sie Ihre vielen kleinen und größeren Anstrengungen und Erfolge nicht aus den Augen! Honorieren Sie diese, etwa mit einem neuen Buch, einem Ausflug oder einem Kinobesuch. Aber Achtung: Eine positive Stimmung, nachdem man eine Aufgabe gemeistert hat, kann dazu verleiten, zu einer gewohnten Belohnung zu greifen: Man gönnt sich eine Zigarette, mehrere Bierchen oder ein leckeres, leider aber auch fettes Essen. Wenn das passiert, heißt es wieder: Nehmen Sie sich das nicht übel. Nach dem Hinfallen wieder aufstehen, Krönchen richten und weitergehen!

Die Macht der Gewohnheit haben Sie nun kennengelernt. Es kann also eine Weile dauern, bis Sie es schaffen, aus Ihrer Komfortzone herauszukommen. Zwei Tipps und Tricks: In Gemeinschaft mit anderen Menschen fallen Veränderungen erwiesenermaßen leichter. Studien haben auch gezeigt, dass eine neue Umgebung, etwa im Urlaub, dazu verhelfen kann, aus dem Knick zu kommen. Vielleicht ist auch noch nicht der richtige Zeitpunkt gekommen. Versuchen Sie in jedem Fall, sich nicht unter Druck zu setzen. Freunden Sie sich mit Ihrem inneren Schweinehund an, statt ihn zu bekämpfen, spielen Sie mit ihm und nehmen Sie ihn an die Leine.

IHR GESUNDHEITSPLAN

Sie können vieles tun, damit Ihre Blutdruckwerte sinken. Konzentrieren Sie sich zunächst auf nur eine Maßnahme.

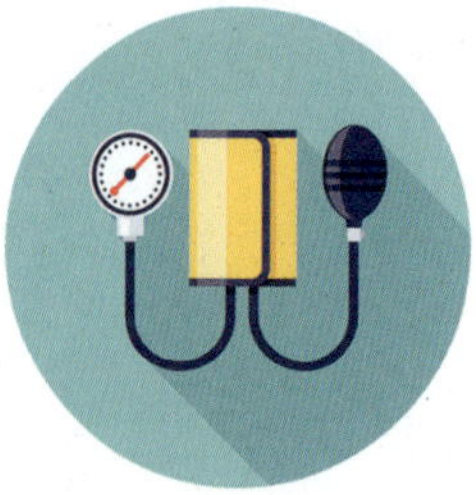

Blutdruck messen: Ich messe regelmäßig meinen Blutdruck. Zu Beginn messe ich täglich morgens und abends, bei stabilen Werten zwei- bis dreimal die Woche morgens. Mehr dazu ab S. 60.

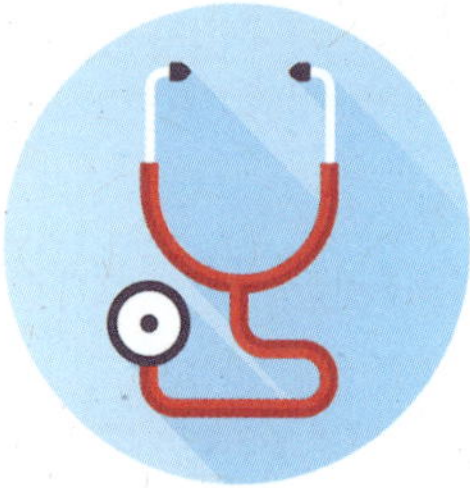

Gute Ärztin: Ich prüfe, ob ich eine Ärztin habe, der ich vertraue und in deren Praxis ich mich wohl fühle. Wenn nicht, mache ich mich auf die Suche nach einer neuen Ärztin. Mehr dazu ab S. 161.

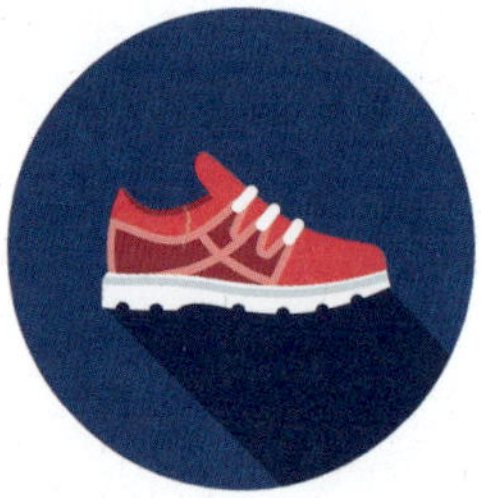

Bewegung: Ich bewege mich 30 Minuten täglich. Dafür versuche ich zunächst, mehr Bewegung in meinen Alltag einzubauen: Fahrrad statt Auto, Treppe statt Aufzug, ich gehe mehr zu Fuß. Mehr dazu ab S. 97.

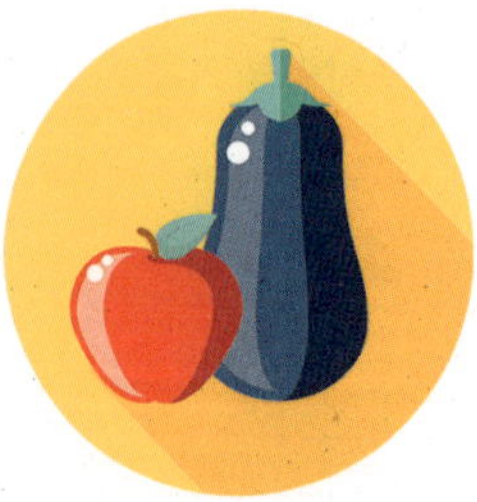

Ernährung: Ich esse jeden Tag fünf Portionen Obst oder Gemüse, zum Beispiel einen Apfel zum Müsli, eine Tomate am Vormittag, mittags Salat, am Nachmittag eine Möhre, am Abend warmes Gemüse. Mehr dazu ab S. 109.

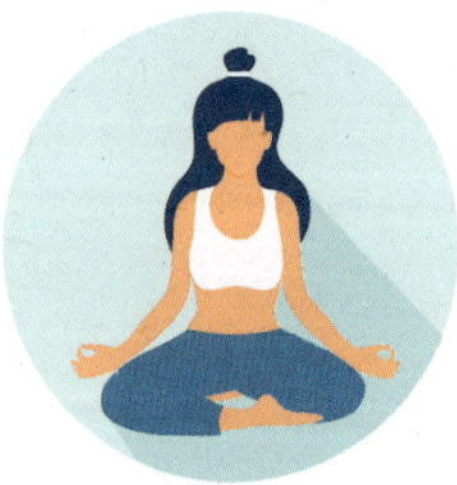

Stress: Ich gehe in mich und frage mich, was mich am meisten unter Druck setzt. Ich spreche darüber mit einer Person meines Vertrauens und überlege, was mir guttun könnte. Mehr dazu ab S. 75.

Laster: Ich bleibe mindestens zwei Tage die Woche alkoholfrei. An diesen Abenden nehme ich mir was Schönes vor. Vor allem gegen meine Nikotinsucht versuche ich Wege zu finden. Mehr dazu auf S. 88.

„LESS STRESS!“ ERFINDEN SIE IHREN ALLTAG NEU

Stress gehört zum Leben. Doch Dauer-alarm macht krank und treibt den Blut-druck in die Höhe. Die gute Nachricht: Entspannung kann man lernen.

Aus der Balance geraten

Wenn auf Anspannung keine Entspannung folgt, entsteht chronischer Stress. Es gilt, Stressfallen und ungünstigen Denkmustern auf die Spur zu kommen.

Schlechte Stimmung im Büro, Konflikte mit dem Partner, ständig zu viel Druck? „Ich schaff das nicht" – allein dieses Gefühl reicht aus: Das Herz fängt an zu rasen, der Atem geht schneller, die Muskeln verspannen sich und der Blutdruck steigt. Durch die Überforderung hat der Körper eine Hormonkaskade in Gang gesetzt, die zu diesen körperlichen Reaktionen führt. Das sympathische Nervensystem (= Sympathikus) animiert das Nebennierenmark dazu, die Hormone Adrenalin und Noradrenalin auszuschütten. Diese beiden Stresshormone führen zu einem Blutdruckanstieg und zu einer Beschleunigung der Herztätigkeit. Parallel dazu stimuliert das Hirn die Nebennierenrinde, sodass sie das Stresshormon Kortisol produziert. Eine der Aufgaben von Kortisol ist es, dem Körper genügend Glukose bereitzustellen – daher erhöht sich auch der Blutzuckerspiegel.

Diese kurzfristige Reaktion des Körpers ist Ergebnis der Evolution des Lebewesens Mensch: Der Jäger steht vor einem wilden Tier, wach und energiegeladen, bereit zu kämpfen – oder wegzulaufen. Verantwortlich für diese Reaktion ist der Sympathikus, also der Teil des vegetativen Nervensystems, der den Organismus in Spannung versetzt. Wenn die Gefahr vorüber, der Bär oder Löwe erlegt ist, fährt der Körper das Stressprogramm wieder herunter. Auch heute noch macht diese Reaktion Sinn: Wir brauchen die volle Konzentration und auch den höheren Blutdruck, um einen Vortrag oder eine Prüfung zu überstehen oder eine andere schwierige Aufgabe bewältigen zu können. Die Anspannung kann uns beflügeln und zu Höchstleistungen anspornen. Von daher ist Stress zunächst weder positiv noch negativ, sondern er gehört einfach zum Leben. Doch zum Leben gehört auch die Entspannung. Dann kommt der Gegenspieler des Sympathikus zum Zug, nämlich der Parasympathikus, der für innere Ruhe sorgt. Der Wechsel zwischen angespannten und entspannten Phasen ist der Grundrhythmus, der unser Leben und damit unseren Alltag strukturiert.

Doch wenn Sie sich von Ihrem Chef schlecht behandelt fühlen, wenn die Arbeit in dem vorgegebenen Zeitrahmen kaum zu schaffen ist, wenn es laut ist im Büro, wenn Sie alleinerziehend und berufstätig sind, wenn es Konflikte mit dem Partner gibt oder ein naher Angehöriger gestorben ist, dann können Sie nicht einfach fliehen, und Sie können auch niemanden zur Strecke bringen. Auch der Corona-Pandemie und dem Krieg in Europa fühlten und fühlen sich viele ausgeliefert. Tag für Tag müssen wir uns dieser Situation stellen. Das kann Dauerstress erzeugen. Das Auspendeln zwischen Anspannung und Entspannung funktioniert womöglich nicht mehr.

WIE MERKEN SIE, DASS SIE IN STRESS GERATEN? Zieht es im Nacken, fangen Ihre Augen an zu brennen, spüren Sie einen Druck im Bauch oder im Kopf, bekommen Sie einen trockenen Hals? Hören Sie auf Ihren Körper! Vielleicht reichen schon eine kleine Pause, ein Schluck Wasser, ein Blick nach draußen in den Garten, ein paar Atemübungen, ein Spaziergang oder ein Schwatz mit einer Kollegin, um sich wieder zu beruhigen. Führen Sie doch einmal über Wochen ein Stresstagebuch und finden Sie heraus, was genau Sie stresst (siehe S. 80).

„Ich bin gestresst!" – das hört sich so harmlos an. Doch wer einmal aufgrund von Überlastung fix und fertig war, weiß, wie sehr chronischer Stress die Lebensqualität beeinträchtigen kann. Die Symptome sind unterschiedlich: Die einen haben dauernd Rücken- oder Kopfschmerzen, andere können sich nicht mehr konzentrieren, nicht mehr schlafen oder haben Magen-Darm-Probleme. Wieder andere fühlen sich allgemein fiebrig und krank, sind chronisch erschöpft und niedergeschlagen bis hin zu einem Burnout oder einer Depression. Der Daueralarm schwächt das Immunsystem, und es kommt zu mehr Infektionen. Die andauernde Aktivierung der Stresshormone verursacht darüber hinaus Schäden an den Blutgefäßen, ein Bluthochdruck oder andere Herz-Kreislauf-Erkrankungen können sich entwickeln. Manche suchen dann Trost und Beruhigung, indem sie mehr Alkohol trinken, essen oder rauchen (siehe S. 89). Dann kann es passieren, dass man schnell in eine Suchterkrankung rutscht. Zudem schädigen Alkohol und Nikotin den Körper zusätzlich. Im Stresszustand quälen uns negative Gedanken, die sich ständig im Kreis drehen, und Probleme, für die es scheinbar keine Lösung gibt. Wo nur ist die Stopptaste für dieses Gedankenkarussell?

Innere Einstellungen treffen auf äußere Stressoren

Wir Menschen reagieren auf den gleichen Auslöser – auch Stressor genannt – ganz unterschiedlich. Denn die Bedingungen von außen treffen auf unsere inneren Einstellungen. Manch einem sind stählerne Nerven in die Wiege gelegt, andere geraten schnell in Panik. Veranlagung, frühkindliche Erfahrungen, die ganze Lebensgeschichte bestimmen unsere Reaktion auf unterschiedliche Situationen. Von unserer subjektiven Bewertung, von unseren Denkmustern hängt es ab, ob wir einen möglichen Stressor als stressig erleben oder nicht.

Ungesunde Denk- und Bewertungsschemata können den Blutdruck in die Höhe treiben. Wollen Sie immer die oder der Beste sein? Oder unterschätzen Sie Ihre Fähigkeiten und leiden unter einem geringen Selbstwertgefühl? Neigen Sie zu Pessimismus? Oder haben Sie die Angewohnheit, alles immer auf den letzten Drücker zu machen? Auch wenn wir solche Einstellungen bereits in der Kindheit gelernt haben, müssen wir ihnen nicht auf immer und ewig ausgeliefert sein. Um zu mehr Gelassenheit zu finden, sollten Sie solchen inneren Mechanismen auf die Spur kommen und sie auf ihren Realitätsgehalt überprüfen. Stimmt es, dass „alle anderen besser sind als Sie"? Dass Sie das „sowieso nicht schaffen"? Vielleicht steckt hinter Ihrer Stressreaktion beispielsweise das Gefühl, nicht genügend soziale Unterstützung zu bekommen – vom Partner, von Freundinnen, Kollegen? Oder erwarten Sie vielleicht zu viel von Ihrer Umgebung?

Doch nicht nur Ihre Stressreaktion, auch die Stressoren sollten Sie unter die Lupe nehmen. Arbeit unter Zeit- oder Leistungsdruck, Erfolglosigkeit im Beruf oder fehlende Aufstiegsmöglichkeiten, eine Konkurrenzsituation, drohender Arbeitsplatzverlust, Mobbing, Fließbandarbeit oder Schichtdienst – das können Stressfaktoren am Arbeitsplatz sein. Und nicht nur Überforderung bei der Arbeit, auch Unterforderung kann Stress erzeugen und letztlich krank machen.

Manche Menschen machen sich in der Freizeit zu viel Stress, haben vielleicht zu viele Hobbys, Termine, Verabredungen. Oder sie kommen mit dem Geld nicht hin, plagen sich mit Problemen in der Partnerschaft oder mit den Kindern, haben eine Scheidung oder Trennung hinter sich. Insbesondere Frauen sind oft durch Kinder und Beruf doppelt belastet. Finden Sie heraus, was Sie persönlich am meisten unter Druck setzt. Dafür können Sie zum Beispiel ein Stresstagebuch führen. Suchen Sie nach Möglichkeiten, die stressige Situation zu entschärfen. Fehlen Ihnen bestimmte Kompetenzen, sodass eine Weiterbildung Ihnen das Leben am Arbeitsplatz erleichtern würde? Ist es möglich, bestimmte Aufgaben zu delegieren? Können Sie sich durch eine andere Arbeitsteilung in der Familie entlasten? Lassen sich Probleme mit Ihrem Partner in einer (Paar-)Therapie lösen? Ein besseres Zeitmanagement kann Ihnen helfen, Zeitfallen zu erkennen und Prioritäten zu setzen. Eventuell geht es auch um die grundsätzliche Frage: Will ich wirklich so leben, wie ich gerade lebe? Oder sind tiefgreifendere Veränderungen angesagt, wie ein Arbeitsplatzwechsel, ein Umzug, eine Trennung? In solchen Krisensituationen reicht es nicht immer, mit Freunden, mit dem Partner oder in der Familie darüber zu sprechen. Eine Psychotherapie kann helfen, neue Perspektiven zu eröffnen.

Neben der Analyse der Stressoren und der Stressreaktion geht es in der Stressbewältigung darum, wieder in die Erholung zu kommen. Dafür ist es wichtig, nach der Arbeit abzuschalten. Machen Sie Ihre dienstfreie Zeit heilig! Schaffen Sie sich einen „Gegenentwurf" zu Ihrer Arbeit, indem Sie Ihre Freizeit aktiv gestalten. Zum Beispiel, indem Sie das Familienleben durch gemeinsame Mahlzeiten pflegen. Indem Sie einem Hobby nachgehen, das Sie wirklich packt. Indem Sie sich mit Freunden treffen, ins Kino oder Theater gehen. Oder indem Sie sich bewegen (siehe S. 97), um die überschüssige Energie und die Stresshormone abbauen zu können – damit senken Sie gleichzeitig Ihren Blutdruck. Bewegungsmangel an sich gilt schon als Stressor!

PAUSEN SIND WICHTIG, um den Alltag zu entschleunigen. Während des Arbeitstages sollten also immer mal wieder kleine Auszeiten konsequent genommen werden. Arbeitswissenschaftlich ist gesichert: Pausen steigern die Motivation und beugen einer Überlastung vor. Studien belegen auch, dass mehrere kurze Pausen effektiver sein können als eine lange Pause – bei gleicher Gesamtlänge. Probieren Sie einfach, bei anstrengender geistiger oder körperlicher Arbeit nach 70 bis 80 Minuten eine kurze Entspannungsphase einzulegen.

Gerade wenn Sie ein Schreibtischtäter sind, sollten Sie versuchen, Ihre Aufmerksamkeit und Energie vom Kopf in den Körper zu lenken. Dabei helfen Entspannungstechniken oder asiatische Bewegungslehren, weil sie das Körperbewusstsein schärfen (siehe S. 82).

STRESSTAGEBUCH: WAS STRESST SIE?

Datum:

WAS WAR HEUTE POSITIV?	WARUM EMPFINDE ICH DAS ALS AUFBAUEND?	WIE KÖNNTE ICH DIESE SITUATION ÖFTER HERSTELLEN?

WAS WAR HEUTE NEGATIV?	WIE HABE ICH REAGIERT?	ANSÄTZE/ LÖSUNGSVORSCHLÄGE

Von Atmen bis Taiji: Probieren Sie es aus!

Es gibt viele Möglichkeiten, wie man sich wieder in einen entspannteren Zustand versetzen kann. Hauptsache, es tut Ihnen gut.

Den Stress wegatmen, weglaufen oder wegmeditieren: Die Fähigkeit zur Entspannung können Sie lernen, doch braucht es ein bisschen Zeit: die Zeit, um einen Kurs zu besuchen, und die Zeit, möglichst jeden Tag zumindest ein paar Minuten zu üben. Häufig geht es nicht nur darum, Übungen körperlich korrekt auszuführen, sondern auch um eine Veränderung von inneren Einstellungen und Haltungen. Für welches Verfahren und Vorgehen Sie sich entscheiden, hängt von Ihrem ganz persönlichen Geschmack ab. Die einen brauchen mehr Bewegung, die anderen fühlen sich zu den ruhigen Methoden hingezogen. Egal ob Taiji, Yoga oder Autogenes Training: Sie sollten zunächst auf jeden Fall einen Kurs besuchen. Achten Sie darauf, dass die Kursleitung eine langjährige Ausbildung abgeschlossen hat, dass sie sorgfältig arbeitet – und dass Sie sich dort wohlfühlen.

KURSE ZUR STRESSBEWÄLTIGUNG, zur Entspannung und zu Bewegungslehren bieten Krankenkassen, Volkshochschulen, psychotherapeutische Einrichtungen oder Praxen, Vereine oder auch Arbeitgeber an. Krankenkassen geben Zuschüsse. Angebote für achtsamkeitsbasierte Stressreduktion (MBSR): mbsr-verband.de

In einzelnen Untersuchungen wurde nachgewiesen, dass bei regelmäßiger Anwendung von Entspannungsmethoden unter Umständen Dosis und Anzahl der blutdrucksenkenden Medikamente verringert werden können. Leider sind diese Methoden bei Weitem nicht so gut untersucht wie die bewährten Bluthochdruckmedikamente. Was man aber sagen kann: Regelmäßig praktiziert, senkt sich mithilfe der folgenden Techniken das Erregungsniveau dauerhaft und die Belastbarkeit erhöht sich. Sie können damit lernen, gesünder zu leben und den Blutdruck in den Griff zu bekommen. Durch Entspannungstechniken können wir auf das vegetative Nervensystem Einfluss nehmen, auf das wir sonst keinen willentlichen Zugriff haben. Der im Stress überaktive sympathische Teil schaltet sich durch Entspannung herunter, der parasympathische Teil wird aktiviert. Der Parasympathikus wirkt dämpfend auf unwillkürliche Körperprozesse und Organfunktionen: Die Atmung vertieft sich, der Herzschlag wird ruhiger, die Muskelspannung nimmt ab und die Gefäße erweitern sich.

Entspannung stoppt den Stress

Autogenes Training. „Ich bin vollkommen ruhig", „Der rechte Arm ist warm" – über die Konzentration auf solche autosuggestiven Formeln erreichen die Übenden Entspannung. Allein durch die Vorstellungskraft lassen sich also körperliche Verkrampfungen und emotionale Anspannung lösen. Der Berliner Psychiater Johann Heinrich Schulz entwickelte diese Technik um 1930. Suggerieren wir uns zum Beispiel eine Wärmeempfindung, dann nehmen wir Wärme tatsächlich wahr, weil die Blutgefäße sich in den entsprechenden Körperbereichen erweitern. Ausgehend von einer Körperregion begibt man sich auf eine Beruhigungsreise durch den ganzen Körper. Neben der Wärmeübung gehört zu den Grundübungen die Schwereübung (zum Beispiel „Der rechte Arm ist ganz schwer"), die Herzübung (etwa „Das Herz schlägt ruhig und gleichmäßig"), die Atemübung („Die Atmung ist ganz ruhig"), die Sonnengeflechtsübung („Das Sonnengeflecht ist strömend warm") und die Kopfübung („Die Stirn ist angenehm kühl"). Doch aufgepasst: Bei schweren Depressionen oder Angstzuständen ist vom autogenen Training abzuraten.

Biofeedback. Hier werden unbewusste Prozesse über Messinstrumente ins Bewusstsein gehoben. Viele Körperfunktionen wie der Herzschlag, die Muskelspannung oder der Blutdruck laufen unbewusst ab, gesteuert über das vegetative Nervensystem. Biofeedback-Geräte können diese Vorgänge messen – Nutzer sehen ihre Werte auf dem Bildschirm oder hören sie durch einen Lautsprecher. Biofeedback hat also die Funktion eines sensiblen Rückmeldeinstrumentes. Fachleute aus dem Bereich der Psychologie und Psychosomatik empfehlen, Biofeedback immer mit einem Entspannungsverfahren zu kombinieren. So bekommen die Patienten die Gelegenheit, den Einfluss ihrer Übungen auf den Blutdruck zu verfolgen, was sehr motivierend sein kann. In einer Auswertung mehrerer Studien zu Entspannungsverfahren brachte die Kombination von progressiver Muskelentspannung mit Biofeedback die besten Erfolge.

Progressive Muskelentspannung. Wer seine Muskeln entspannt, entspannt sich auch seelisch – das ist der Grundgedanke der progressiven Muskelentspannung. Dieses Verfahren ist neben dem Autogenen Training das bekannteste und am besten untersuchte Entspannungsverfahren. Dass es auch gegen Bluthochdruck hilft, ist nachgewiesen. Die Methode geht auf den amerikanischen Arzt Edmund Jacobson (1885–1976) zurück. Er beobachtete, dass Unruhe, Angst und Stress mit einer Anspannung der Muskulatur einhergehen. In den Übungen werden zunächst einzelne Muskelpartien angespannt, um sie dann zu lösen. Jacobson nannte die Methode fortschreitend (progressiv), weil man mit der Zeit eine immer tiefere Entspannung erreichen kann, die sich von der Muskulatur auf das vegetative Nervensystem und das Herz-Kreislauf-System überträgt und zur inneren Stabilisierung führt.

Asiatische Verfahren zeichnen sich durch Ganzheitlichkeit aus, Praktizierende können das direkt erleben. Oft bildet dabei der Atem die Brücke zwischen Körper und Geist. Gerade ein bewusstes Ausatmen kann den Parasympathikus, also den Ruhenerv, aktivieren und bei einem leichten Bluthochdruck die Werte senken – vorausgesetzt, man übt täglich. Auch Techniken wie Meditation oder Yoga eignen sich, zum Abbau von Stress.

Methoden aus Fernost

Meditation. Menschen meditieren, um ihr Bewusstsein zu erweitern, ihr Wesen zu entwickeln, ein Verständnis vom Dasein zu vertiefen oder einfach nur, um zur Ruhe zu kommen. Dies geschieht seit Jahrtausenden in verschiedenen Kulturen. Mit der Kraft des Geistes können wir Stressreduktion betreiben. Meist nimmt man für die Versenkung eine auf dem Boden aufrecht sitzende Position ein. Einfach nur dasitzen, spüren, wie die Atmung durch die Nase bis in den Bauch fließt und wieder zurück, wahrnehmen, welche Geräusche wir gerade im Raum hören, die Gedanken beobachten und vorüberziehen lassen. Während wir in diesem Sinne nichts tun, tut sich viel im Körper, wie einige Untersuchungen gezeigt haben: Die Stresshormone verringern sich, der Herzschlag wird ruhiger und der Blutdruck sinkt. Es gibt inzwischen Hinweise, dass Meditation therapeutisch wirksam ist zur Senkung eines hohen Blutdrucks und anderer gesundheitlicher Risikofaktoren.

Taiji. „Die Mähne des Wildpferds teilen" oder „Der weiße Kranich breitet die Flügel aus" – solch poetische Namen beschreiben die langsamen Bewegungen, die in China seit Jahrhunderten zum Kulturgut gehören und aus dem Kampfsport entstanden sind. Tritte, Stöße und Schläge sind zwar noch zu erkennen – aber es steht nicht mehr die Selbstverteidigung, sondern die positive Wirkung auf Körper und Geist im Vordergrund. Die sanfte Bewegungslehre soll die Lebensenergie zum Fließen bringen. Studien legen positive Effekte nahe. Die Stiftung Warentest stuft sie als teilweise vielversprechend ein: Die Herz-Kreislauf-Fitness verbessert sich, der Blutdruck sinkt und die Beweglichkeit steigert sich. Mehr nach Kampf sieht es aus, wenn Schülerinnen oder Schüler mit Schwertern und Säbeln hantieren. Doch trotz und gerade mit einer Waffe in der Hand ist das Ziel des Trainings, entspannt zu bleiben und die Bewegungen konzentriert und sauber auszuführen. Auch beim Qigong, das zur Traditionellen Chinesischen Medizin gehört, geht es darum, die „Lebensenergie" (das Qi) zu stärken. „Gong" bedeutet dabei soviel wie „Arbeit" oder „ständige Übung", Qigong also „ständige Arbeit am Qi", um die „Lebensenergie" zu harmonisieren. Gerade Qigong kann – neben einer Stärkung von Muskeln und Kreislauf – den Geist beruhigen und Ängste sowie andere psychische Belastungen abbauen helfen. Die Übungen werden im Stand oder im Sitzen ausgeführt und sind auch für ältere oder geschwächte Menschen geeignet.

Yoga. Iyengar-Yoga, Ashtanga-Yoga, Hatha- oder Vini-Yoga – Yoga hat viele Gesichter und Namen. Das Grundkonzept der 2000 Jahre alten Methode: bestimmte Körperhaltungen (Asanas) mit Atmung und Meditation zu verbinden. „Der Körper wird in eine bestimmte Haltung, der Atem in eine bestimmte Richtung und der Geist in eine bestimmte Ausrichtung gebracht", so beschreibt ein Yoga-Lehrer den wichtigen Unterschied zu einem reinen Bewegungsprogramm. Yoga-Übungen verbessern nicht nur die Beweglichkeit und stärken den Körper. Yoga hilft, Stress abzubauen und fördert die Achtsamkeit. In Studien zeigte sich, dass sich sowohl erhöhte Blutdruck- als auch erhöhte Cholesterinwerte mit den Übungen senken lassen.

YOGA FÜR EINSTEIGER

Am besten lernt man Yoga unter der Anleitung von Profis. Probieren Sie es doch mit unseren Einsteiger-Positionen mal aus.

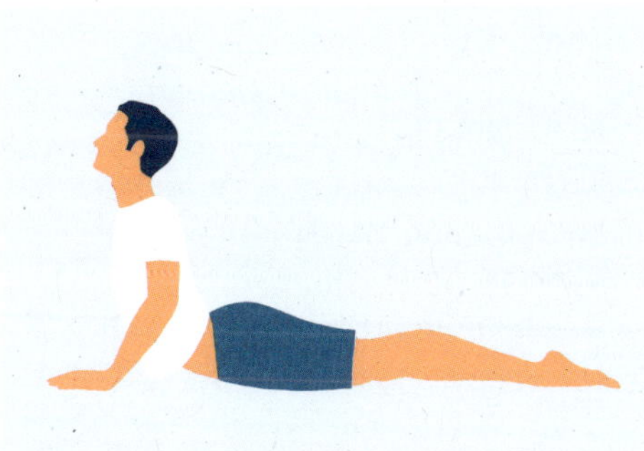

Die Kobra: In der Bauchlage die Hände ungefähr auf Schulterhöhe nah neben dem Körper auf den Boden stützen. Den Oberkörper anheben, dabei nicht mit den Händen abdrücken, sondern die Kraft aus dem Oberkörper holen. Langsam und gleichmäßig atmen.

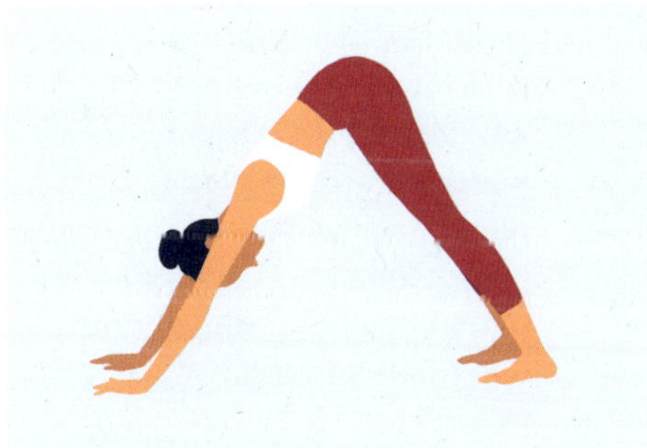

Der herabschauende Hund: Im Vierfüßlerstand die Hände unterhalb der Schultern und die Knie möglichst unterhalb der Hüfte positionieren. Von dort nach oben drücken, um in die Position zu kommen. Einige tiefe Atemzüge die Position halten.

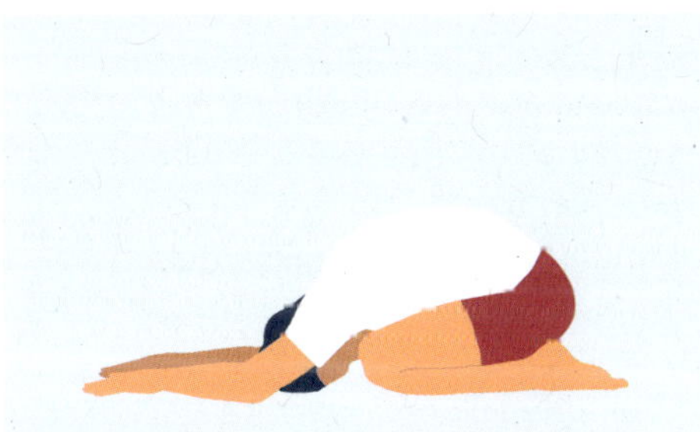

Die Kindhaltung: Den Po langsam auf den Fersen absetzen und den Oberkörper lang nach vorne legen, den Kopf auf dem Boden ablegen und die Arme weit nach vorne strecken. Dabei langsam ein- und ausatmen.

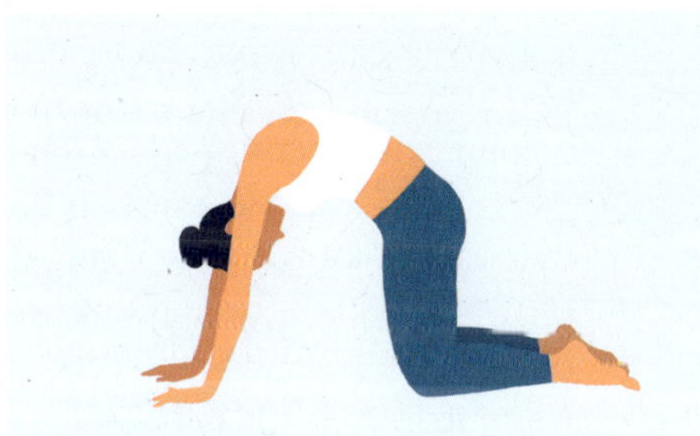

Die Katze: Die Hände unter den Schultern und die Knie unter der Hüfte positionieren. Beim Ausatmen Rücken in den Katzenbuckel bringen, dabei das Kinn Richtung Brust schieben. Beim Ausatmen den Rücken entspannen und in eine Hängebrücke bringen.

Keine Sorge: Man muss nicht auf dem Kopf stehen oder im Lotussitz verharren können, um selbst Yoga zu praktizieren. Abhängig von der Richtung wird Yoga mehr oder weniger körperbetont unterrichtet und es wird mehr oder weniger Wert auf die Atem- und Energiearbeit gelegt. Suchen Sie sich einfach einen Kurs bei einem Lehrer, dessen Stil Ihnen zusagt. Auch zwischenmenschlich sollte es funktionieren. Sie können sich auch von einem erfahrenen Yoga-Lehrer ein individuelles Übungsprogramm zusammenstellen lassen.

Auch sogenannte Naturheilverfahren, die vor allem auf physikalische Heilmittel wie Wärme, Wasser oder Kälte setzen, können geeignet sein, das Leben wieder in eine Balance zu bringen und die Selbstheilungskräfte des Organismus zu stärken. Sie sind in der Regel preiswert und arm an Nebenwirkungen. Sebastian Kneipp, dem Verfechter von Heilverfahren mit natürlichen Mitteln, ging es im Kern um einen natürlichen Lebensrhythmus und eine gesunde Lebensführung: mit ausreichend Bewegung, gesundem Essen, aber auch mit Pausen und Entspannung.

Einfache Heilkunde

Aderlass. Bis ins 19. Jahrhundert hinein war der Aderlass eine der wichtigsten therapeutischen Methoden. Er gehört zu den „ausleitenden" Verfahren. Dadurch, dass Blut abgelassen wird, sollte ein Ungleichgewicht der vier Körpersäfte – Blut, gelbe Galle, schwarze Galle und Schleim – behoben werden, so die damals gängige Vorstellung. Günstige Wirkungen eines Aderlasses auf den Blutdruck wurden bei sonst schwer behandelbarem Hochdruck gesehen oder bei Patienten mit zu vielen roten Blutkörperchen. Der Blutdruck sinkt durch eine Verminderung des Blutvolumens. Es gibt interessante Hinweise darauf, dass regelmäßiges Blutspenden den Blutdruck senken kann. Untersuchungen zeigen weiterhin positive Effekte auf die Regulation des Blutzuckers. Diese Befunde sollten jedoch noch durch weitere wissenschaftliche Studien gesichert werden.

Fasten. Mehrere kleinere Studien an bis zu 100 Patienten und Patientinnen mit fast völligem Kalorienverzicht unter Beobachtung und Anleitung belegen eine Absenkung des Blutdrucks von zumeist mehr als 20 mmHg systolisch und 10 mmHg diastolisch. Allerdings ist unklar, wie lange dieser blutdrucksenkende Effekt anhält. Er ist vor allem darauf zurückzuführen, dass der Körper beim Fasten vermehrt Wasser ausscheidet. Bereits am zweiten Fastentag kann deshalb der Blutdruck deutlich sinken und die Dosis von Medikamenten muss eventuell sogar angepasst werden. Langfristig sinkt der Druck nur, wenn dauerhaft auch ein niedrigeres Körpergewicht erreicht wird. Es gibt wissenschaftliche Hinweise darauf, dass eine Fastenperiode vor dem Start einer Ernährungsumstellung nach dem DASH-Prinzip (siehe S. 117) die Blutdrucksenkung infolge der neuen Ernährungsform verstärkt. Das gilt zumindest für Patientinnen und Patienten, die an einem metabolischen Syndrom (siehe S. 36) leiden, also neben Bluthochdruck noch erhöhte Blutfett- und Blutzuckerwerte sowie Adipositas aufweisen. In jedem Fall kann eine Fastenkur den Kick geben, um sich anschließend gesünder zu ernähren. Wenn Sie fasten wollen, sollten Sie sich vorher immer ärztlich beraten lassen. Nehmen Sie Medikamente ein, sollten Sie sowieso nur unter ärztlicher Betreuung fasten. Ihr Arzt oder Ihre Ärztin kann dann die Dosierung der Medikamente anpassen. Unter bestimmten Voraussetzungen übernehmen die Krankenkassen auch die Kosten für eine Fastenkur in einer Klinik. Gegen das Fasten mit völligem Kalorienverzicht ohne Anleitung und Beobachtung sprechen massives Übergewicht, Untergewicht, eine Essstörung, Depression, Tumorerkrankung, Leber- oder Niereninsuffizienz. Im Unterschied zu einer Fastenkur kann das sogenannte Intervallfasten dauerhaft in den Alltag integriert werden. Dabei verzichten Sie tage- oder stundenweise (es gibt unterschiedliche Intervalle) auf Nahrung, zum Beispiel zwei Tage hintereinander.

Kneippsche Wasseranwendungen. „Ist das Wasser für den gesunden Menschen ein vorzügliches Mittel, seine Gesundheit und Kraft zu erhalten, so ist es auch in der Krankheit das erste Heilmittel. Es ist das natürlichste, einfachste, wohlfeilste und, wenn recht angewendet, das sicherste Mittel." Das sind die Worte von Sebastian Kneipp, der als ein Vater der modernen Wassertherapie (Hydrotherapie) gilt. 160 verschiedene Anwendungen gehören zu seinem Behandlungssystem – als Waschungen, Wickel, Güsse, Packungen, Bäder oder auch als Dämpfe: heiß, warm, kalt oder eiskalt – oder auch im Wechsel. Diese Wasseranwendungen können dazu beitragen, den Blutdruck kurzfristig zu senken. Denn die Temperaturreize regen den Blutkreislauf an und fördern die Wiedererwärmung des Körpers. Wärme bedeutet weite Gefäße, und weite Gefäße bedeuten einen niedrigen Blutdruck. Doch für einen dauerhaften Effekt gilt es, die Gefäße täglich zu trainieren. Etwa durch Wechselduschen am Morgen. Wichtig dabei ist, kalt aufzuhören!

Sauna. Glücklicherweise ist der Gang in die Sauna für Menschen mit Bluthochdruck kein Tabu, wenn Sie sich zuvor mit Ihrem Arzt beraten. Im Gegenteil: Regelmäßiges Saunieren senkt den Blutdruck zumindest kurzfristig, denn die Hitze stellt die Gefäße weit. Dabei bedeutet regelmäßig: zwei Saunagänge alle ein bis zwei Wochen über mehrere Monate. Das Herz-Kreislauf-System wird trainiert, das vegetative Nervensystem angeregt und reguliert, das Immunsystem gestärkt. Außerdem lockert die wohlige Wärme die Muskulatur und entspannt die Seele. Dabei beruht die besondere Wirkung auf dem Wechselreiz: Zunächst erhitzt sich der Körper in der heißen Luft, anschließend kühlt er ab – an der frischen Luft, durch kalte Güsse oder unter der kalten Dusche. Ein kaltes Tauchbad ist bei Bluthochdruck allerdings nicht angesagt: Das eiskalte Wasser führt zu einer plötzlichen Gefäßverengung, was den Blutdruck stark ansteigen lässt. Beim Abkühlen also besser Zeit lassen! Menschen mit Herzerkrankungen sollten vorher ihren Arzt befragen. Aufpassen sollten auch Menschen, bei denen der Blutdruck schlecht eingestellt ist oder die zu stärkeren Blutdruckabfällen neigen.

Die Laster loswerden

Tabak und Alkohol entspannen – aber nur vordergründig. Langfristig verstärken sich damit gesundheitliche Probleme.

Alkohol und Nikotin sind ziemlich gerissen: Sie aktivieren das Belohnungszentrum im Gehirn. Je nach Ausgangsstimmung wirkt die Zigarette oder das Gläschen Wein beruhigend, angstlösend oder stimmungsaufhellend, vielleicht sogar euphorisierend. Das macht es so schwierig, die Finger davon zu lassen. Die Zigarette als Möglichkeit für eine Pause, das Bierchen zum Feierabend sind lieb gewonnene Rituale, die zwar zunächst ein Wohlbefinden auslösen, aber den gesamten Organismus eigentlich stressen. Denn sowohl Nikotin als auch Alkohol sind Zellgifte, die sich über das Blut im Körper verteilen und alle Organe in Mitleidenschaft ziehen.

Schluss mit dem Qualm

Ein Rauchstopp funktioniert meist nicht beim ersten Mal. Gescheiterte Versuche sind aber kein Grund, es nicht noch einmal zu probieren. Im Gegenteil: Sie erhöhen die Wahrscheinlichkeit des Erfolgs, wie die Deutsche Hauptstelle für Suchtfragen betont. Lassen Sie sich also nicht entmutigen und haben Sie Geduld mit sich selbst. Schließlich sind Gewohnheiten hartnäckig. Wenn Sie spüren, Sie schaffen es nicht allein, können Sie sich Hilfe von Profis suchen.

Ein Rauchstopp ist unter allen Maßnahmen sicherlich die effektivste, um Herz-Kreislauf-Erkrankungen vorzubeugen. Tabakkonsum erhöht den Blutdruck während und für einige Zeit nach dem Rauchen, gilt aber vor allem als Risikofaktor Nummer eins für einen Herzinfarkt. Auch die Gefahr eines Schlaganfalls oder von Durchblutungsstörungen in den Beinen erhöht sich deutlich. Denn wer raucht, steigert vor allem die Arteriosklerose-Gefahr. Zudem verdoppelt sich das Krebsrisiko. Wenn Menschen mit Bluthochdruck das Rauchen aufgeben, können sie ihr Risiko für einen Herzinfarkt oder Schlaganfall um fast die Hälfte vermindern. Die US-amerikanische Krebsgesellschaft hat die Vorteile eines Rauchstopps untersucht. Sie gelten auch für ältere Menschen und auch, wenn Sie schon seit vielen Jahren rauchen.

NACH EIN BIS NEUN MONATEN RAUCHSTOPP verschwinden nach und nach Hustenanfälle, Verstopfung der Nasennebenhöhlen und Kurzatmigkeit. Nach einem Jahr sinkt im Vergleich zu den „Rauchzeiten“ das Risiko für eine koronare Herzkrankheit auf die Hälfte. Das Schlaganfallrisiko kann bereits nach zwei bis fünf Jahren auf das eines Nichtrauchers sinken. Nach zehn Jahren verringert sich das Lungenkrebsrisiko etwa um die Hälfte. Und nach 15 Jahren ist das Risiko für einen Herzinfarkt nicht höher als das eines Nichtrauchenden.

Den meisten Nikotinabhängigen fällt es leichter, von einem Tag auf den anderen aufzuhören, anstatt die Zahl der gerauchten Zigaretten allmählich herunterschrauben. Das ständige Zählen und Maßhalten kann sehr anstrengend sein. Zu bedenken ist auch, dass die Schäden an einigen Organen wenig dosisabhängig sind. Nahezu alle Fachleute empfehlen, den Nullkonsum anzustreben.

AM BESTEN NACH DER SCHLUSSPUNKT-METHODE: Sie legen einen Tag X fest, an dem Sie mit dem Rauchen aufhören wollen. Auf diesen Tag sollten Sie sich gut vorbereiten: Führen Sie sich vor Augen, warum Sie aufhören wollen, etwa: Ich möchte beim Treppensteigen nicht mehr aus der Puste kommen, meine Freundin soll mich wieder „riechen können". Ich möchte nicht mehr so oft erkältet sein und außerdem Geld sparen.

Manch einen hält die Angst vor einer Gewichtszunahme von einem Rauchstopp ab. Da sich der Stoffwechsel normalisiert, nehmen viele Ex-Raucher tatsächlich im ersten rauchfreien Jahr deutlich zu. Die gesundheitlichen Vorteile wiegen jedoch – im wahrsten Sinne des Wortes – schwerer als die Gewichtszunahme. Zumal man das Gewicht mit bewusster Ernährung und Bewegung oft schnell wieder zum Schmelzen bringt. Sie können den Entzug nutzen, um auch Ihre Essgewohnheiten umzustellen (siehe S. 110).

Ein Rauchstopp ist nicht nur schwierig, weil Nikotin psychisch und körperlich abhängig macht, sondern auch, weil der Griff zur Zigarette zur festen Gewohnheit geworden ist und sich mit bestimmten Situationen eng verknüpft. Nehmen Sie Ihr Rauchverhalten unter die Lupe. Wie viel rauchen Sie warum in welchen Situationen? Dafür eignet sich ein Raucherprotokoll, das Sie für einige Tage führen können. Dabei kommt vielleicht zum Beispiel heraus: Immer, wenn ich die Zeitung morgens aufschlage, im Auto sitze, die Tasse Kaffee am Nachmittag trinke oder abends die Kinder im Bett sind, genehmige ich mir eine Zigarette. Versuchen Sie schon vor dem endgültigen Rauchstopp, diese Routinen zu durchbrechen, etwa durch Regeln wie: Ich rauche nur noch im Freien, auch aus Rücksicht auf Nichtraucher. Ich rauche nur noch abends.

Mithilfe eines Raucherprotokolls können Sie besonders kritischen Situationen auf die Spur kommen: etwa stressige Momente am Arbeitsplatz, die Streitereien mit dem Partner oder eine große Aufgabe. Was könnten Alternativen sein, um sich zu entspannen, abzuregen oder sich besser konzentrieren zu können? Vielleicht eine Entspannungsmethode (siehe S. 82), ein Gespräch mit einem Freund, Sport am Abend oder Atemübungen? Damit lindern Sie nicht nur ein Symptom, sondern lernen, mit Stress und anderen Gefühlen besser umzugehen, ohne sich zu schaden. Außerdem helfen Stressbewältigung (siehe S. 75) und Bewegung (siehe S. 97) nicht nur beim Rauchstopp, sondern senken zudem den Bluthochdruck.

Eine Nikotinersatztherapie kann den Ausstieg erleichtern, besonders bei Menschen, die mehr als zehn Zigaretten am Tag rauchen, wie wissenschaftliche Studien belegen. Nikotinersatzpräparate führen dem Körper zu therapeutischen Zwecken das gewohnte Nikotin zu. So werden die körperlichen Entzugserscheinungen wie Schlafstörungen, Nervosität, oder Angst erträglicher und man kann sich darauf konzentrieren, die Rauchgewohnheiten zu durchbrechen. Denn im Kern bedeutet ein Rauchstopp eine Verhaltensänderung: Lang eingeübte und bewährte Rauchmuster müssen die Rauchenden verlernen.

Nikotinprodukte sind in Form von Pflaster, Kaugummi, Tabletten oder Inhaler (Nikotin wird über ein Mundstück aus einer Patrone angesaugt) ohne Rezept in Apotheken erhältlich. Pflaster setzen das Nikotin langsamer über 16 bis 24 Stunden frei. Die anderen Produkte sind eher für das akute Verlangen gedacht und geben das Nikotin schneller ab. Eine Analyse von vielen Studien ergab, dass eine Kombination von Pflaster und Kaugummi besonders bei starken Raucherinnen und Rauchern die Chance auf einen erfolgreichen Rauchstopp erhöht. Wenn eine Entzugsbehandlung mithilfe von Nikotinersatzpräparaten keinen Erfolg zeigt, bleibt der Versuch mit den Medikamenten Bupropion und Vareniclin. Ein weiteres weniger gut geprüftes Medikament ist Cytisin. Alle drei Mittel sind rezeptpflichtig und für die Raucherentwöhnung zugelassen.

Nikotinersatzpräparate und Arzneimittel wirken am besten, wenn Sie sich zusätzlich psychologische Unterstützung suchen. Das kann eine professionelle Einzelberatung oder ein Raucherentwöhnungsprogramm sein. Diese verhaltenstherapeutisch basierten Gruppenprogramme werden von Krankenkassen, Volkshochschulen, Kliniken, freien Praxen und anderen Gesundheitseinrichtungen angeboten. Sie umfassen etwa zehn Sitzungen über einen Zeitraum von sechs bis 16 Wochen. Anbieter vor Ort können Sie bei den Krankenkassen oder Rauchertelefonen erfragen. Dort erhalten Sie auch weitere Informationen zur Tabakentwöhnung und Hilfe bei eventuellen Rückfällen.

VIELE RAUCHER HOFFEN, dass E-Zigaretten ihnen den Ausstieg erleichtern. E-Zigaretten sind nicht offiziell als Entwöhnungsmittel zugelassen, denn die bisherige Datenlage zeigt: Raucherentwöhnungsprogramme, Nikotinersatz und Arzneimittel sind deutlich effektiver. Zudem erzeugt auch das Dampfen viele gesundheitsschädliche Stoffe, wenn auch weniger als der klassische Tabakrauch. Womöglich löst die Sucht nach E-Qualm die nach Zigaretten ab. Wie man dieser begegnet, ist weniger gut erforscht.

Verantwortungsvoll trinken

Ein guter Wein zum Essen, ein Hefeweizen im Biergarten, ein Sekt zum Geburtstag – keine Frage, Alkohol bedeutet ein Stück Lebensqualität. Doch Alkohol hat ein doppeltes Gesicht. Einerseits ist er als Genussmittel ein fester Bestandteil gesellschaftlichen Lebens, andererseits ein Rauschmittel, das abhängig machen kann. Gab es früher noch die deutliche Zweiteilung zwischen denjenigen, die angeblich unbedenklich trinken können, und den „Alkoholikern", geht man heute davon aus, dass gesundheitliche Folgen schon ab geringen Mengen zu erwarten sind.

Es lohnt sich, Maß zu halten. Wenn Sie vorher zu viel gebechert haben, werden Sie feststellen, dass sich innerhalb kurzer Zeit geistige und körperliche Fitness verbessern. Sie werden besser arbeiten und sich konzentrieren können und einfach mehr Energie haben. Auch körperliche und organische Befunde bessern sich: nicht nur der Blutdruck, sondern zum Beispiel auch erhöhte Leberwerte, Verdauungs- und Stoffwechselstörungen. Sie werden besser schlafen können – ein alkoholhaltiger Schlaftrunk fördert zwar das Einschlafen, unterbricht aber den Schlaf, wenn die Alkoholwirkung nachlässt, und begünstigt eine obstruktive Schlafapnoe (siehe S. 20). Zudem werden Sie an Gewicht verlieren, was gleichzeitig auch den Blutdruck senkt. Bedenken Sie außerdem, dass mit zunehmendem Alter die Alkoholverträglichkeit abnimmt. Denn bei älteren Menschen verteilt sich die gleiche Menge Alkohol auf weniger Körperflüssigkeit, was zu höheren Alkoholpegeln führt. Außerdem braucht die Leber länger, bis sie den Alkohol abgebaut hat.

Doch alkoholische Getränke gehören bei uns zum Alltag – da ist es nicht immer einfach, abzulehnen. Persönliche Trinkregeln können helfen, zum Beispiel: Ich trinke tagsüber und nach 23 Uhr keinen Alkohol. An mindestens zwei Tagen in der Woche verzichte ich komplett auf Alkohol. Wenn ich ihn trinke, dann keinesfalls mehr als ein oder zwei Gläser pro Abend. Und nicht zuletzt: Bei der Arbeit und wenn ich noch Autofahren oder intensiv Sport treiben will, ist Alkohol ein absolutes No-Go!

TRINKEN SIE ALS MÄNNLICHER HYPERTONIKER weniger als 20 bis 24 Gramm Alkohol am Tag, lässt das den Blutdruck voraussichtlich um einige mmHg purzeln, wenn Sie vorher regelmäßig mehr getrunken haben. 20 bis 24 Gramm, das entspricht etwa einem viertel Liter Wein oder einem halben Liter Bier. Bei Frauen gilt die Hälfte, weil sie Alkohol anders verwerten, sie sollten unter 10 bis 12 Gramm Alkohol bleiben. Ohne Bedenken können sie sich also ein kleines Glas Bier mit 0,3 Liter oder ein kleines Glas Wein mit 0,125 Liter genehmigen.

Mit einem Trinktagebuch können Sie herausfinden, in welchen Situationen Sie gerne eine Flasche Wein oder Bier aufmachen. Für viele Menschen dient Alkohol als Seelentröster, wenn sie sich einsam fühlen oder gestresst sind oder sich ärgern. Wenn das Verlangen nach Alkohol in bestimmten Momenten sehr stark ist, lenken Sie sich ab – meistens vergeht es schnell wieder und mit der Zeit werden solche Anfälle immer schwächer. Wenn man schlechter Stimmung ist, wird oft schnell mehr getrunken als eigentlich geplant. Was könnte Ihnen sonst noch helfen, sich in diesen kritischen Situationen wieder besser zu fühlen? Ein Bad vielleicht? Eine Entspannungstechnik (siehe S. 82), ein Spaziergang, ein Gespräch, Musik hören? Geben Sie sich einen Ruck und suchen Sie nach Alternativen. Wenn Sie den Verdacht haben, dass Sie zu viel Alkohol konsumieren, können Sie sich an eine der über 1400 ambulanten Einrichtungen wenden, die auf die Beratung von Menschen mit Alkohol- und anderen Abhängigkeitsproblemen spezialisiert sind. Dort finden Sie verständnisvolle und sachkundige Gesprächspartner, die auch für Angehörige oder Freunde zur Verfügung stehen. Sie können auch versuchen, mit Ihrer Hausärztin oder Ihrem Hausarzt offen über Ihr Problem zu sprechen. Schämen müssen Sie sich dafür nicht: Eine Alkoholabhängigkeit ist eine Krankheit und Sie sollten

TEST: TRINKEN SIE ZU VIEL?

Bitte kreuzen Sie bei jeder Frage
die Antwort an, die am ehesten zutrifft,
auch wenn es Ihnen schwerfällt,
sich für eine zu entscheiden.

---

1 **Wie oft trinken Sie ein alkoholisches Getränk?**
(Bier, Wein, Spirituosen, Likör, Mixgetränke ...)

mehr als einmal pro Woche ☐ (1 Pkt.)
höchstens einmal pro Woche ☐ (0 Pkt.)

---

2 **Wenn Sie Alkohol trinken, wie viele alkoholische Getränke trinken Sie typischerweise an einem Tag?** (1 alkoholisches Getränk = 0,2 l Bier oder 0,1 l Wein/Sekt oder zwei einfache Gläser Spirituosen à 2 cl

mehr als zwei Getränke ☐ (1 Pkt.)
ein bis zwei Getränke ☐ (0 Pkt.)

---

3 **Wie oft trinken Sie sechs oder mehr alkoholische Getränke bei einer Gelegenheit?**
(z. B. bei Kneipenbesuch, Feier, Zusammensein mit Freunden oder beim Fernsehabend)

einmal im Monat oder öfter ☐ (1 Pkt.)
seltener als einmal im Monat ☐ (0 Pkt.)

---

4 **Haben Sie schon einmal das Gefühl gehabt, dass Sie Ihren Alkoholkonsum verringern sollten?**

ja ☐ (1 Pkt.)
nein ☐ (0 Pkt.)

---

5 **Haben Sie schon einmal wegen Ihres Alkoholtrinkens ein schlechtes Gewissen gehabt oder sich schuldig gefühlt?**

ja ☐ (1 Pkt.)
nein ☐ (0 Pkt.)

---

6 **Haben sich Ihr (Ehe-)Partner oder andere nahe Verwandte oder Freunde schon einmal wegen Ihres Alkoholtrinkens Sorgen gemacht oder sich deswegen beklagt?**

ja ☐ (1 Pkt.)
nein ☐ (0 Pkt.)

Wenn Sie auf zwei oder mehr Punkte kommen, dann könnte bei Ihnen ein riskanter Alkoholkonsum vorliegen. Prüfen Sie Ihre Trinkgewohnheiten.

(Quelle: Bischof, G. et al. in: Journal of Studies on Alcohol and Drugs, 68 (2007), 607–614)

alles dafür tun, von der Sucht wieder loszukommen oder gar nicht erst hineinzuschlittern. Deshalb lohnt es sich auch, bei der Vorstufe eines Alkoholmissbrauchs die Bremse zu ziehen.

Wenn sich in den Gesprächen ergibt, dass eine Behandlung sinnvoll erscheint, stehen zahlreiche ambulante und stationäre Behandlungsangebote bereit. Durch eine Selbsthilfegruppe können Rückfälle aufgefangen werden. Medikamente kommen nur begleitend zu einer psychosozialen oder psychotherapeutischen Maßnahme zum Einsatz.

ANGEHÖRIGE UND FREUNDE LEIDEN manchmal mehr als die Betroffenen selbst, die dazu neigen, das Problem zu verharmlosen oder zu verleugnen. Es besteht vor allem für enge Angehörige die Gefahr, in eine Co-Abhängigkeit zu rutschen – von Experten lieber „Mit-Betroffenseln" genannt. Suchen Sie Unterstützung bei Suchtberatungsstellen oder Selbsthilfegruppen. An Angehörige und Freunde richtet sich auch der Ratgeber der Stiftung Warentest „Problem: Alkohol. Wege aus der Hilflosigkeit" (test.de/shop).

Wie gestresst bin ich, was stresst mich und wie gehe ich mit Stress um? Dienen auch Alkohol und Nikotin bei mir dazu, um „runterzukommen"? Diesen Fragen sollten Sie sich ehrlich stellen – nicht nur um den Blutdruck zu senken, sondern um sich insgesamt wohler zu fühlen.

Rauchen und trinken stoppen

Es ist nicht leicht, mit dem Rauchen aufzuhören und auch dem lieb gewonnenen Glas Wein am Abend Adieu zu sagen. Aber vielleicht helfen Ihnen einige Tipps, das Vorhaben doch anzugehen:

1 **SICH MOTIVIEREN.** Führen Sie sich die Gründe vor Augen, warum Sie aufhören oder reduzieren wollen. Welche Vorteile hätte das? Zum Beispiel: Wenn ich mit dem Rauchen aufhöre, gerate ich beim Treppensteigen nicht mehr außer Atem. Wenn ich weniger Alkohol trinke, habe ich auch abends noch einen klaren Kopf und schlafe besser.

2 SICH SELBST BEOBACHTEN. Beobachten Sie Ihr Trink- oder Rauchverhalten. In welchen Situationen verlangt es Sie nach einer Zigarette oder einem Glas Bier oder Wein? Vielleicht immer, wenn Sie in Stress geraten? Oder wenn Sie sich einsam fühlen und in schlechter Stimmung sind? Bei einem Restaurantbesuch? Ein Trinktagebuch oder Raucherprotokoll können einen Überblick geben und aufzeigen, in welchen Situationen Sie besonders gefährdet sind. Auch Erfolge haben Sie so deutlicher vor Augen.

3 FREUNDE UND FAMILIE EINWEIHEN. Soziale Kontrolle ist hilfreich beim Durchhalten. Sie können die Menschen in Ihrem Umkreis auch um Unterstützung bitten, indem sie in Ihrer Gegenwart zum Beispiel aufs Rauchen verzichten oder Sie gar nicht erst fragen, ob Sie mit in die Raucherpause kommen. Bitten Sie Ihre Freunde, Ihnen keinen Alkohol anzubieten. Wenden Sie sich an nahestehende Personen, wenn Sie in kritischen Momenten Ablenkung oder jemanden zum Reden brauchen.

4 NACH ALTERNATIVEN SUCHEN. Was könnte statt der Zigarette oder der Flasche Wein noch guttun? Ein Spaziergang, eine Entspannungstechnik, Sport treiben, ein Gespräch, Musik hören vielleicht? Nehmen Sie sich mehr Zeit für sich selbst und lernen Sie, sich zu entspannen. Auch kleine Ersatzhandlungen wie ein Bonbon lutschen oder tief durchatmen kann von dem Jieper ablenken.

5 SICH BELOHNEN. Bei Erfolgserlebnissen, wie den ersten zwei rauchfreien Wochen, können Sie sich eine Belohnung gönnen. Sich etwa was Schönes kaufen, schließlich sparen Sie bei reduziertem Konsum auch Geld. Sich einen Tag frei nehmen, einen Ausflug machen oder das Lieblingsrestaurant besuchen.

6 BÜCHER UND KURSE. Manchmal reicht der Wille allein nicht. Ratgeber, Selbsterfahrungsberichte, Podcasts, eine Selbsthilfegruppe oder Gruppen-Entwöhnungsprogramme zum Beispiel können Sie bei Ihren Bemühungen unterstützen.

7 PROFESSIONELLE HILFE. Manchmal braucht man Hilfe von einer neutralen Person. In einer Suchtberatung stoßen Sie auf professionelle und verständnisvolle Beraterinnen und Berater, die speziell ausgebildet sind. Weitere Informationen finden Sie hier: kenn-dein-limit.de, rauchfrei-info.de, dhs.de.

DAS HERZ BRAUCHT BEWEGUNG

Körperliche Aktivität senkt den Blutdruck so effektiv wie ein Medikament. Damit können Sie Arzneimittel einsparen oder die Dosis reduzieren. Und einem Bluthochdruck vorbeugen.

Anti-Aging-Mittel Nummer eins

Ein lockeres, körperliches Training wirkt wie eine Wunderpille. Selbst Gehen hilft. Und Bewegung hält jung.

Eigentlich ist der Mensch ein Muskelwesen, doch in den letzten Jahrzehnten hat er sich immer mehr zu einem „Nervengeschöpf" verwandelt. Viele von uns sitzen stundenlang am Computer und leisten Kopfarbeit. Die Krux: Wer sich wenig bewegt, erhöht sein Risiko, in den nächsten 20 Jahren zu sterben, um mehr als die Hälfte. Das legt zum Beispiel eine Untersuchung von norwegischen und britischen Wissenschaftlern nahe. Um es salopp zu sagen: Schlichte Bewegungsarmut allein ist schon ein Risikofaktor – unabhängig davon, ob Sie noch weiteren Lastern frönen. Bluthochdruck und andere Herz-Kreislauf-Krankheiten, Adipositas, Krankheiten des Zucker- und Fettstoffwechsels, Haltungsschäden, Rückenschmerzen, Osteoporose und sogar Krebs: Das kann der Preis sein für die Trägheit. Zudem hat Bewegungsmangel nicht nur körperliche Auswirkungen: Auch der schrittweise Verlust kognitiver Funktionen, wie zum Beispiel Merkfähigkeit, Aufmerksamkeit oder Wachheit, beschleunigt sich. Das Prinzip dahinter ist ganz einfach: Wird unser Körper nicht gefordert, schlafft er ab. Und umgekehrt: Wird er beansprucht durch Bewegung und Sport stellt er Leistungsreserven zur Verfügung.

Dabei gibt es gegen Trägheit ein einfaches Mittel: Bewegung! Leibhaftig aktiv zu sein hat ein enormes gesundheitsförderndes Potenzial (siehe S. 101, Sonderseite). Es gibt kaum ein Medikament oder eine andere Maßnahme, die an die Effekte von körperlichem Training heranreicht. Nicht von ungefähr ist Sport das Anti-Aging-Mittel Nummer eins: Als trainierter 70-Jähriger kann man durchaus so fit sein wie ein untrainierter 30-Jähriger. Und mit einem Bewegungsprogramm stehen die Chancen gut, den scheinbar im Alter unvermeidlichen Anstieg des Blutdrucks zu bändigen.

Voraussetzung, damit der Blutdruck sinkt: ein mäßiges und regelmäßiges Ausdauertraining. Schon 30 Minuten Joggen oder schnelles Gehen täglich senken den systolischen Blutdruckwert um etwa 4 bis 9 mmHg. Egal, wie alt Sie sind. Den Alterungsprozess starrer gewordener Gefäße kann Sport sogar rückgängig machen. Je höher Ihre Werte vorher waren und je weniger Sport Sie vorher gemacht haben, desto ausgeprägter ist voraussichtlich der blutdrucksenkende Effekt. Bereits nach drei Monaten Training werden Sie deutliche gesundheitliche Erfolge feststellen können.

Wenn Sie einen leichten Bluthochdruck haben (Grad 1), stehen Ihre Chancen gut, dass Sie sich die Einnahme von Medikamenten ersparen können – vorausgesetzt, Sie bleiben bei der Stange. Wenn Sie Medikamente einnehmen müssen und zusätzlich für Körperertüchtigung sorgen, dürfen Sie damit rechnen, dass Sie im Laufe der Zeit die Anzahl und Dosis der Arzneimittel reduzieren können. Wenn Ihr Blutdruck noch normal ist, also unter 140/90 mmHg liegt, aber schon in den sogenannten hochnormalen Bereich (siehe S. 13) fällt, sollte das kein Grund sein, auf der faulen Haut zu liegen. Wenn Sie gesund und aktiv leben, vorringert sich Ihr Risiko, einen behandlungsbedürftigen Hochdruck zu entwickeln. So hat eine aktuelle Studie an 80 000 amerikanischen Krankenschwestern gezeigt, dass drei von vier Hypertonie-Fällen durch mäßige körperliche Aktivität (in Verbindung mit einer gesunden Ernährung) verhindert werden können.

Bewegung beeinflusst zugleich andere, mit dem Hochdruck meistens einhergehende Risikofaktoren positiv, wie erhöhte Blutfett- oder Blutzuckerwerte oder die Durchlässigkeit der Gefäße. Die Folgen einer Hochdruckkrankheit können Sie somit abmildern. Durch diese vielfältigen Effekte kann Sport Krebs und anderen chronischen Krankheiten, wie Diabetes, einer Arteriosklerose oder Adipositas, vorbeugen. Außerdem hält Bewegung jung: In der zweiten Lebenshälfte ist Sport die einzig wissenschaftlich gesicherte Methode, um den schleichenden Funktionsverlust der inneren Organe, Muskeln, Sehnen, Gelenke, Bandscheiben und Wirbel zu verlangsamen.

Was Sie voraussichtlich sofort nach Ihrem Sporttermin spüren können: Sie fühlen sich einfach besser als vorher. Denn bei Aktivitäten, die den Herzschlag beschleunigen, werden Endorphine, „Glückshormone", freigesetzt. Fühlten Sie sich vorher angespannt, müde oder abgestumpft, sind Sie nun wieder wach. Wenn Sie regelmäßig Sport treiben, kräftigen Sie nicht nur Ihren Körper, sondern auch Ihre Seele: Sie fühlen sich leistungsfähiger und Ihr Selbstwertgefühl steigt. Sie werden resistenter gegen Stress, weil Bewegung die Ausschüttung von Stresshormonen hemmt. Und hier schließt sich der Kreis, denn Stress kann Hochdruck mit verursachen (siehe S. 75).

Für jeden etwas: Die besten Sportarten

Schwimmen, Walken, Yoga, Ballsport, Segeln oder Kampfkunst? Welche Bewegungsform ist die richtige für Sie?

Einerseits kann regelmäßige Bewegung den Blutdruck senken, andererseits steigt er bei körperlicher Beanspruchung. Und zwar bei allen Menschen. Wenn Sie bereits Bluthochdruck haben, ist der Anstieg allerdings heftiger. Daher sollten Menschen mit Bluthochdruck Aktivitäten bevorzugen, die den Blutdruck während der Belastung nur leicht und kalkulierbar ansteigen lassen. Das ist im Allgemeinen bei Ausdauersportarten der Fall, wie Joggen, Wandern, Walken, Radfahren, Nordic Walking, Skaten oder Schwimmen.

Ausdauertraining bringt den Erfolg

Die genannten Sportarten zeichnen sich dadurch aus, dass sie viele kontinuierliche Bewegungselemente (dynamische Anteile) und viele immer wiederkehrende Bewegungen (zyklische Anteile) aufweisen. Haltepositionen (statische Anteile) sowie Einzelbewegungen (azyklische Anteile) kommen dagegen kaum vor. Generell gilt: Eine Aktivität ist umso geeigneter bei Bluthochdruck, je dynamischer und zyklischer sie ist. Denn diese Bewegungsformen führen zu einem nur mäßigen Blutdruckanstieg, der bei regelmäßigem Training immer geringer ausfällt. Meistens steigt dabei nur der obere systolische Wert. Der diastolische Wert – der den Druck in den Arterien angibt, wenn sich das Herz nach dem Zusammenziehen wieder entspannt – steigt geringer und fällt manchmal sogar ab, weil sich die Blutgefäße in der Peripherie für dynamische Bewegungen weitstellen.

Anders bei statischer Haltearbeit und Krafteinsätzen: Beim Gewichtheben zum Beispiel oder auch beim Schleppen von Getränkekisten steigt auch der diastolische Blutdruck massiv an, weil sich die Blutgefäße verengen und damit der Durchfluss des Blutes gedros-

DIE BEWEGUNG MACHTS

Körperliche Aktivität ist eine „Multipille“: Nicht nur der Blutdruck sinkt, sondern noch viele andere Prozesse werden angestoßen.

BEWEGUNG

FETTSTOFF-WECHSEL kommt in Schwung. Das „schlechte“ LDL-Cholesterin sinkt, das „gute“ HDL-Cholesterin steigt im Blut.

NIEDRIGERER BLUTZUCKERSPIEGEL. Die Muskelbewegung verbrennt Glukose und die Blutzuckerwerte sinken.

BESSERE HERZLEISTUNG. Die Herzleistung steigert sich durch das Training. Das Herz wird weniger anfällig für Rhythmusstörungen.

HÖHERE SALZ-AUSSCHEIDUNG. Mit dem Schweiß wird Salz ausgeschieden. Der Salzverlust wirkt sich günstig auf die Elastizität der Gefäße aus.

BESCHLEUNIGTE FETTVERBRENNUNG. So verlieren Sie überflüssige Pfunde.

FLIESS- UND GERINNUNGS-EIGENSCHAFTEN verändern sich positiv. Blutgerinnsel bilden sich nicht mehr so schnell.

GEWEITETE BLUTGEFÄßE. Der Sympathikus wird gedämpft. Dadurch bleiben die Blutgefäße geweitet.

AKTIVIERTES IMMUNSYSTEM. Mit Bewegung ist eine vermehrte Aktivität der Killerzellen festzustellen.

selt wird. Das Gleiche gilt für azyklische Bewegungen und für schnelle Antritte, wie etwa beim Tennis oder beim Sprinten. Je höher also der Kraftanteil und je mehr schnelle Antritts- und Stoppbewegungen, desto kritischer ist die jeweilige körperliche Aktivität für Bluthochdruckkranke zu bewerten.

Kräftigung statt „Kraftmeierei"

Statt eines Krafttrainings ist ein Kräftigungstraining dagegen durchaus wünschenswert. Stürze und Knochenbrüche passieren mit trainierten Muskeln seltener. Immerhin ist Muskelschwäche die häufigste Ursache für Stürze im Seniorenalter. Der Erhalt der Muskulatur ist außerdem wichtig für die Kreislauf-Regulation vor allem beim Wechsel der Körperlage (vom Liegen ins Stehen) sowie für den Stoffwechsel. In einer aktuellen Studie hat sich gezeigt, dass die Kombination aus dosiertem Kräftigungs- und Ausdauertraining den Patienten mit Hypertonie Grad 1 mehr brachte als nur eines von beidem.

Wem das Trainieren allein in einem Fitnessstudio zu langweilig ist, der kann beispielsweise eine Gymnastikgruppe besuchen oder sich an asiatische Bewegungsformen heranwagen, wie Yoga, Taiji oder Qigong, wo neben den Muskeln auch noch Koordination, Beweglichkeit, Gleichgewicht und Körperwahrnehmung trainiert werden. Die Angebote wachsen ständig. Wenn Sie gerne ein paar Gymnastikübungen zu Hause machen wollen, sollten Sie sich vorher von einer Physiotherapeutin oder einem Physiotherapeuten anleiten lassen, vor allem wenn Sie bereits Rücken- oder Gelenkprobleme hatten. Mit Überweisung bezahlt das Ihre Krankenkasse größtenteils.

BEI DER KRANKENKASSE NACHFRAGEN: Nordic Walking, Herz-Kreislauf-Training, Gymnastik, Pilates – fast jede Krankenkasse hat solche Kurse im Programm oder erstattet die Kosten für Kurse von Fremdanbietern. Es gibt allerdings Obergrenzen beim Zuschuss. Erkundigen Sie sich bei Ihrer Krankenkasse. Sie können auch mit der Ärztin sprechen, ob für Sie eine Herzsportgruppe oder ein anderer Reha-Sport infrage kommt. Es gibt etwa 6000 Herzsportgruppen in Deutschland. Reha-Sport muss verordnet und von der Krankenkasse genehmigt werden – dann übernimmt die Kasse die Kosten.

DIE BESTEN HERZSPORTARTEN

Es gibt eine große Auswahl.
Schauen Sie, was zu Ihnen passt.

GUT GEEIGNET (AUSDAUERSPORT)	AUCH GEEIGNET (MÄSSIGE BELASTUNG)
Joggen	Bogenschießen
Rad fahren	Fitnesstraining
Schlittschuh laufen	Gymnastik
Schwimmen	Rudern
Walkon	Tanzen
Skilanglauf	Tischtennis
Wandern	Wasseraerobic

Nicht nur was, sondern wie!

Große körperliche Anstrengungen sollten Sie generell vermeiden. Mäßig, aber regelmäßig lautet das Motto.

Sie haben einen Überblick gewonnen, welche Sportarten nun für Menschen mit Bluthochdruck geeignet sind und welche nicht. Jede Art von Aktivität wird für Hypertoniker allerdings ungesund, wenn sie zu intensiv und mit zu viel Ehrgeiz betrieben wird. Denn sowohl eine starke körperliche Belastung als auch psychische Anspannung, etwa im Wettkampf, treiben den Blutdruck hoch.

Auch Hauruck-Aktionen nach dem Prinzip „Wenn schon, denn schon" sollten Sie sich ersparen. Für einen gesundheitlichen Effekt kommt es nicht darauf an, einmal richtig zu powern, sondern sich regelmäßig zu bewegen. Es ist immer besser, dreimal in der Woche zwanzig Minuten zu joggen, als mit einer Stunde am Wochenende den Bewegungsmangel der Arbeitswoche ausgleichen zu wollen. Der Effekt auf den Blutdruck ist am größten, wenn Sie fünfmal die Woche – besser noch täglich – mindestens 30 Minuten aktiv sind. Oder Sie gehen zweimal die Woche zum Sport und am Wochenende verbinden Sie einen Ausflug mit Bewegung. Die aktuellen Leitlinien zur Prävention von Herz-Kreislauf-Erkrankungen empfehlen, insgesamt auf 150 bis 300 Minuten pro Woche Ausdauertraining zu kommen, also zweieinhalb bis fünf Stunden, und das auf die Woche verteilt.

Wenn Sie mit Bewegungstraining erstmals beginnen oder nach längerer Zeit wieder anfangen, gilt für Sie: Tasten Sie sich heran und lassen Sie sich dafür ein paar Monate Zeit. Wenn Sie in den ersten Wochen 20 Minuten mehrmals die Woche etwas tun, so reicht das für den Anfang aus. Selbst kleine Einheiten von zehn Minuten Bewegung über den Tag verteilt, haben einen Effekt, wie Studien zeigen. Hauptsache, Sie legen nicht gleich voll los, sondern steigern sich langsam. Streben Sie dabei als Ziel keine Höchstleistungen an, die den Organismus überfordern, sondern eine Belastung, die Sie als „etwas anstrengend" bezeichnen würden.

REGELMÄẞIG – UND MÄẞIG: So sieht, allgemein formuliert, die optimale Belastung aus. Wenn Sie relativ fit sind, können Sie sich an folgende Faustregel für einen optimalen Trainingspuls halten: Trainingspuls = 180 minus Lebensalter. Ihre Pulsschläge können Sie an der Halsschlagader zählen oder mittels einer Pulsuhr. Anders ausgedrückt bedeutet diese Formel: „Laufen, ohne zu schnaufen". Wenn Sie joggen, Rad fahren, wandern oder schwimmen, sollten Sie zwar ins Schwitzen geraten, sich dabei aber noch unterhalten können.

Die individuelle Belastbarkeit kennenlernen

Allgemeine Empfehlungen können immer nur eine grobe Richtschnur bieten. Ihre individuelle Belastungsgrenze finden Sie mithilfe eines Belastungstests heraus, den Sie zum Beispiel bei Ihrem Hausarzt, bei einer Kardiologin oder in einer sportmedizinischen Praxis machen können. Eine solche Überprüfung sollten Sie vor allem dann angehen, wenn Sie einen schweren Bluthochdruck haben, Medikamente nehmen, herzkrank sind oder an einer anderen chronischen Krankheit leiden. Besprechen Sie mit dem Arzt, ob die Krankenkassen dafür die Kosten übernehmen. Die Ärztin oder der Arzt wird Sie auf das Fahrradergometer setzen, um Ihren Leistungsstand zu ermitteln. Unter Belastung wird der Blutdruck gemessen und ein EKG registriert. Der Arzt wird Sie außerdem auf Begleit- und Folgeerkrankungen des Blutdrucks hin untersuchen, etwa eine Herzerkrankung. Auch orthopädische Probleme wie Arthrose oder sonstige Einschränkungen sollten Sie zusammen durchgehen. Auf dieser Basis kann der Arzt für Sie geeignete Aktivitäten empfehlen und Ihren optimalen Trainingspuls ermitteln.

Wenn Sie Medikamente gegen Bluthochdruck (Antihypertensiva) einnehmen müssen, sollten Sie so gut eingestellt sein, dass Sie normale Werte sowohl in Ruhe als auch unter Belastung aufweisen. Dann steht einer sportlichen Aktivität nichts mehr im Wege. Allerdings sollten Sie wissen, welche Ihrer Antihypertensiva die körperliche Leistungsfähigkeit eventuell beeinträchtigen.

Das gilt für Betablocker (siehe S. 144) zumindest in höheren Dosierungen, weil sie den Herzschlag verlangsamen und deshalb vorzeitig schlapp und müde machen können. Wenn Sie einen Betablocker nehmen, müssen Sie damit rechnen, dass Sie nicht so viel Lust auf Bewegung haben und Sie an Ihre persönlichen Höchstleistungen nicht herankommen. Sprechen Sie mit Ihrem Arzt darüber, ob Sie auf ein anderes Medikament umschwenken können. Wenn nicht: Schalten Sie einen Gang herunter! Betablocker haben andererseits den Vorteil, dass sie den Belastungsblutdruck besonders gut kontrollieren können.

Wenn Sie gerade am Beginn einer Behandlung mit Diuretika (siehe S. 142) stehen, mag es sein, dass Sie viel Salz und Flüssigkeit verlieren – insbesondere wenn Sie beim Sport viel schwitzen – und Sie sich deshalb etwas kraftlos fühlen. Der Arzt sollte die Natrium- und Kaliumwerte im Blut kontrollieren. Die übrigen Basismedikamente (siehe S. 133) – langwirkende Kalziumantagonisten, ACE-Hemmer und Sartane – beeinträchtigen die körperliche Leistungsfähigkeit nicht.

Für Sportmuffel

Lautet Ihr Motto „Sport ist Mord"? Dann hilft Ihnen vielleicht diese Botschaft: Gehen genügt! Die Deutsche Herzstiftung empfiehlt, jeden Tag mindestens 7000 Schritte, besser noch 10000 Schritte zu gehen – ein Schrittzähler, zum Beispiel als Smartphone-App, hilft Ihnen, einen Überblick über Ihr Pensum zu bekommen. Zügiges Gehen, das den Puls beschleunigt, ist anstrengend genug, um als Training mittlerer Intensität zu gelten. Wenn Sie zum Beispiel jeden Tag eine Viertelstunde zur Arbeit gehen und wieder zurück, dann reicht das für den Anfang aus. Sie können damit rechnen, dass der Bluthochdruck positiv beeinflusst wird – /vorausgesetzt, Sie schlagen ein flottes Tempo an. Eine Studie hat zum Beispiel gezeigt, dass vier Stunden Spazierengehen auf die Woche verteilt bei Diabetikern den Bluthochdruck gesenkt hat. Auch zum Wandern oder Tanzen beispielsweise müssen Sie sich nicht in die Turnhalle oder auf den Sportplatz begeben und sich keinen speziellen Dress anziehen. Sie können solche Aktivitäten nutzen, um gleichzeitig Ihre Kontakte oder Ihre Beziehung zu pflegen. Sie genießen die Landschaft oder die Musik und machen ganz nebenbei Sport.

CHECKLISTE
LAUFEN RICHTIG TRAINIEREN

Gerade für Anfänger ist es wichtig, nicht gleich mit 100 Prozent einzusteigen. Beginnen Sie langsam und steigern Sie sich.

VORAB

- ○ Gesundheitscheck: Checken Sie beim Arzt, wie Ihre Belastbarkeit mit Ihrem Bluthochdruck und gegebenenfalls Medikamenten aussieht.
- ○ Schuhwerk: Gut gedämpfte Laufschuhe sind das A und O. Sie beugen einer Überlastung von Sehnen und Gelenken vor. Lassen Sie sich im Fachgeschäft beraten.
- ○ Kleidung: Atmungsaktive Funktionskleidung und Unterwäsche transportieren den Schweiß nach außen ab. So kühlen Sie bei Wind und Wetter nicht so stark aus.
- ○ Essen: Die letzte größere Mahlzeit sollte mindestens zwei Stunden zurückliegen. Das Essen liegt sonst zu schwer im Magen.

TRAINING

- ○ Intervalltraining: Beginnen Sie mit drei Minuten laufen, zwei Minuten gehen, immer abwechselnd über 20 Minuten.
- ○ Pensum: Steigern Sie sich von Woche zu Woche, indem die Minuten, die Sie laufen, immer mehr werden, Dazwischen immer zwei Minuten gehen, bis Sie 20 bis 30 Minuten durchlaufen.
- ○ Tempo: Dosieren Sie Ihr Lauftempo so, dass Sie sich dabei noch unterhalten könnten.
- ○ Für Wiedereinsteiger: Vorsicht vor allzu großem Ehrgeiz! Laufen Sie nicht gleich die frühere Zehn-Kilometer-Runde. Lieber kürzer, dafür öfter laufen.

ABSCHLUSS

- ○ Langsam auslaufen, noch ein wenig gehen, bis sich der Atem beruhigt hat.
- ○ Am Ende der Laufeinheit den Körper dehnen, um Verspannungen und Verletzungen vorzubeugen und Muskelkater zu verhindern. Das können übliche Dehn- oder auch Yogaübungen sein.
- ○ Trinken Sie ausreichend, am besten einfach Wasser, ungesüßten Tee oder eine Saftschorle.
- ○ Machen Sie zwischen zwei Trainings mindestens zwei Tage Pause, damit sich Ihr Organismus ausreichend regenerieren kann.

Seien Sie kreativ darin, mehr Bewegung in Ihren Alltag einzubauen. Lassen Sie zum Beispiel das Auto öfter stehen. Oder parken Sie einfach mal weiter weg und nutzen Sie die restliche Wegstrecke, um frische Luft zu schnappen. Wenn Sie in der Stadt mit Bus oder Bahn unterwegs sind: Warum nicht einfach mal eine Station später einsteigen oder früher aussteigen? Oder nehmen Sie gleich das Fahrrad. Eine Falle ist das viele Sitzen im Büro. Schicken Sie Ihrer Kollegin im Büro keine E-Mails, sondern gehen Sie rüber zu ihrem Arbeitsplatz. Wenn Sie langes Sitzen für ein oder zwei Minuten unterbrechen, wirkt sich das schon positiv auf den Kreislauf aus. Erliegen Sie auch möglichst nicht der Verführung von Aufzügen und Rolltreppen: diese besser links liegen lassen und Treppen steigen. Ein gutes Kräftigungstraining ist es, gleich zwei Stufen auf einmal zu nehmen.

Wenn Sie alle Möglichkeiten zur Bewegung im Alltag nutzen, kommen etwa 1 000 bis 1 200 Kilokalorien in der Woche zusammen. Das ist schon die Hälfte oder sogar mehr von den 2 000 Kilokalorien pro Woche, die jeder in Körperertüchtigung umsetzen sollte, damit Bewegungsmangel nicht zum Risikofaktor wird.

Es muss aber nicht Joggen sein – die zentrale Frage lautet: Was macht Ihnen Spaß? Es nützt nichts, wenn Sie sich zum Sport zwingen, Sie sich dabei und hinterher aber nicht wohlfühlen. Vielleicht würde Ihnen etwas anderes viel mehr liegen? Etwa Reiten, Tanzen oder Segeln? Das Angebot der über 91 000 deutschen Sportvereine, aber auch der Krankenkassen oder Volkshochschulen ist vielfältig. Vielleicht ist etwas dabei, an das Sie noch gar nicht gedacht haben? Beispielsweise Boule spielen, Eisstockschießen oder Qigong lernen? Die Aktivität und die Rahmenbedingungen sollten zu Ihnen und in Ihren Alltag passen. Sind Sie ein Typ, der lieber etwas für sich macht und sich ungern auf Termine festlegt? Dann wäre Walken oder Schwimmen eine Möglichkeit – das können Sie flexibel handhaben, wie es gerade passt. Oder brauchen Sie eine feste Verabredung mit jemandem, um den inneren Schweinehund auszutricksen (siehe S. 68)? Sind Sie beim Sport vielleicht eher beziehungsorientiert und haben Lust auf eine feste Gruppe? Auf das Bierchen danach können Sie sich schon mal freuen. Schauen Sie genau, was Sie brauchen und was Sie reizt auszuprobieren. Und nicht vergessen: Fangen Sie an! Bei Wind und Wetter vielleicht sogar mit dem Ergometer zu Hause und Musik gegen die Langeweile.

SICH HERZ-GESUND ERNÄHREN

Es geht nicht darum, streng Diät zu halten. Sie können essen, was das Herz begehrt. Das ist wörtlich zu nehmen.

Zu viel von allem? Prüfen Sie!

Viele Menschen essen zu viel, zu fettig und zu salzig. Weniger Kalorien, weniger Salz – und Ihr Blutdruck sinkt.

Das riesige Angebot an Nahrungsmitteln in unserer reichen Gesellschaft lockt viele Menschen zu essen, egal ob zu Hause, am Arbeitsplatz oder unterwegs. Viele Menschen haben es deshalb verlernt, die Hunger- und Sättigungssignale wahrzunehmen. Das liegt auch daran, dass Essen nicht nur den Magen befriedigt, sondern auch tiefe Bedürfnisse wie die nach Trost oder Belohnung. Essen ist auch eine Ersatzhandlung. Wir neigen dazu, Ärger oder Kummer in uns „hineinzufressen", Stress und unangenehme Gefühle mit Essen zu überdecken. Oft handelt es sich dabei um unbewusste, häufig in der Kindheit geprägte Muster.

Kein Wunder also, dass viele Menschen zunehmen. Oberflächlich betrachtet ist der Grund für eine Gewichtszunahme ganz simpel: Wir führen mit der Nahrung mehr Energie zu, als wir verbrauchen. Doch die dahinterstehenden Ursachen sind recht vielfältig und vielschichtig. Neben komplexen psychologischen Mechanismen spielen auch die Erbanlagen eine Rolle. Die Gene sind jedoch selten allein für die überflüssigen Pfunde verantwortlich. Übergewicht kommt meist auch durch unseren Lebensstil zustande: Wir bewegen uns wenig, gleichzeitig essen wir viel und fett. Mit steigendem Alter werden viele Menschen immer bequemer – was fatal ist, da der Energie-Grundumsatz ab dem 30. Lebensjahr langsam aber stetig sinkt. Selten liegt dem Übergewicht eine angeborene oder hormonelle Störung, etwa eine Schilddrüsenunterfunktion, zugrunde. Das sollte ärztlich abgeklärt sein.

Kommen Sie den persönlichen Ursachen für Ihr Übergewicht auf die Spur. Nehmen Sie dafür Ihr Bewegungsverhalten und Ihre Essgewohnheiten unter die Lupe. Schauen Sie sich auch an, welche Bedeutung die Mahlzeiten in Ihrer Kindheit hatten. Und überprüfen Sie, in welchen Situationen Sie zu- oder auch abgenommen haben.

Auch Medikamente können übrigens eine Gewichtszunahme fördern: Bei den Mitteln gegen Bluthochdruck sind das in geringem Maße etwa Betablocker. Außerdem kann bei der Einnahme von Neuroleptika, Antidepressiva, Kortison oder bestimmten Medikamenten zur Senkung des Blutzuckers wie Insulin die Waage mehr Pfunde anzeigen als vorher. Das gilt auch für die „Pille".

Kommen wir von den Ursachen zu den Folgen: Übergewicht gilt als wichtigster Grund für Bluthochdruck. Doch wer zu dick ist, riskiert nicht nur, an einem zu hohen Blutdruck zu erkranken. Auch andere Herz-Kreislauf-Krankheiten, Diabetes und Fettstoffwechselstörungen (siehe S. 54), Gicht, Gelenkerkrankungen oder Krebs gehen häufig mit starkem Übergewicht einher. Diese Gesundheitsstörungen entwickeln sich oft schleichend. Doch viele Menschen neigen zudem auch noch dazu, deren erste Anzeichen zu verharmlosen und einfach in Kauf zu nehmen. Dass passiert zum Beispiel bei Atemnot und starkem Schwitzen. So funktioniert Abnehmen am besten, wenn Sie gleichzeitig Ihre Wahrnehmung von Körper und Seele schulen.

GLEICH EINE ÜBUNG VORWEG: Halten Sie immer mal wieder inne und fragen Sie sich, warum Sie gerade etwas essen wollen. Haben Sie wirklich Hunger oder wenigstens Appetit? Oder ist es Ihnen langweilig, fühlen Sie sich einsam oder traurig, sind Sie angespannt oder ärgerlich? Wenn ja, nehmen Sie dieses Gefühl bewusst wahr und versuchen Sie, es zu akzeptieren.

Maß nehmen

Doch ab wann ist man zu dick? Der Body-Mass-Index (BMI) ist ein Maß zur Beurteilung des Körpergewichts. Er beschreibt das Verhältnis des Körpergewichts zur Körpergröße und wird nach folgender Formel berechnet: Das Körpergewicht wird dividiert durch die Körpergröße zum Quadrat. Klingt kompliziert? Ist es aber nicht, siehe Rechenbeispiel auf der nächsten Seite. Menschen mit einem BMI von 18,5 bis 24,9 gelten als normalgewichtig. Ein BMI von unter 18,5 gilt als Untergewicht und von über 25 als Übergewicht. Ab einem BMI von 30 spricht man von starkem Übergewicht (Adipositas).

WIE VIEL WIEGEN SIE? Und wie groß sind Sie? Dividieren Sie Ihr Gewicht in Kilogramm durch Ihre Körpergröße in Metern zum Quadrat. Wenn Sie zum Beispiel 1,70 m groß sind und 80 kg wiegen, rechnen Sie wie folgt: 80 : (1,70 x 1,70) = 27,68 teilen Sie z. B. auf Ihrem Taschenrechner 80 zweimal hintereinander durch 1,7. Sie haben also einen BMI von rund 28 kg/m² und liegen damit im Bereich des leichten Übergewichts.

Der BMI hat allerdings einige Schwächen: So berücksichtigt er nicht das Alter, schließlich verändern sich mit der Zeit Stoffwechsel und Körperzusammensetzung und die meisten Menschen nehmen unweigerlich zumindest ein wenig zu. Auch sagt er nur etwas über das gesamte Körpergewicht aus und macht keine Angaben zum Körperfett. Zwei Menschen können den gleichen BMI, aber eine unterschiedliche Menge Körperfett aufweisen. Ein Bodybuilder mit vielen Muskeln und wenig Körperfett kann also den gleichen BMI haben wie ein Mensch mit wenig Muskeln und viel Fett. Allerdings deutet ein BMI ab 30 in der Regel tatsächlich auf einen erhöhten Körperfettanteil hin.

Neben dem Gewicht spielt die Figur eine Rolle, sprich die Fettverteilung. Der klassische Bierbauch der Männer („Apfelform") ist gefährlicher als das Fett um Po und Hüften herum („Birnenform"), zu dem meistens die Frauen neigen. Denn das im Bauchraum verteilte Fett belastet unter anderem durch Freisetzen von Botenstoffen die Blutgefäße und stört Stoffwechselvorgänge. So ist das Risiko für Herz-Kreislauf-Erkrankungen und Diabetes bei der Apfelform höher. Als Richtwerte gelten: Ist der Bauchumfang bei Männern weiter als 102 Zentimeter, ist die Gesundheit gefährdet, bei Frauen sollte die Taille nicht mehr als 88 Zentimeter betragen. Messen Sie am bestens morgens vor dem Frühstück – und ohne den Bauch einzuziehen! Das Maßband sollten Sie in der Mitte zwischen Beckenkamm und unterster Rippe anlegen.

Warten Sie nicht, bis Ihr BMI 30 oder mehr erreicht, wie es zurzeit bei fast jedem vierten Erwachsenen in Deutschland der Fall ist. Schon ein Anstieg des BMI von 26 auf 28 erhöht das Risiko für einen Bluthochdruck um etwa 15 Prozent, für einen Diabetes mellitus wird das Risiko sogar mehr als verdoppelt. Das heißt: Machen Sie sich nicht zu viel Stress mit Abnehmen. Allein das Gewicht zu halten, bedeutet schon einen Erfolg.

Verstecktes Salz

„Die Dosis macht das Gift" – diese viel zitierte Aussage des Arztes Paracelsus aus dem 16. Jahrhundert hat auch für das Kochsalz seine Gültigkeit. Einerseits ist es lebensnotwendig, wir brauchen davon etwa 2 bis 3 Gramm am Tag. Andererseits begünstigt die Aufnahme von zu viel Kochsalz die Entwicklung eines Bluthochdrucks.

Denn salzreiche Kost hält das Wasser im Gewebe fest. Dadurch sammelt sich mehr Wasser in den Blutgefäßen, wodurch der Blutdruck steigt. Zu viel Salz in der Nahrung kann nicht nur den Blutdruck erhöhen, sondern geht auch mit einem erhöhten Risiko einher, an den Nieren, an Osteoporose oder Magenkrebs zu erkranken. So ist aus dem „weißen Gold" die „weiße Gefahr" geworden. Denn war Salz früher rar – was es zu einem der teuersten Güter auf den internationalen Handelsstraßen des Mittelalters machte –, gehen wir heute verschwenderisch damit um.

Die tägliche Kochsalzaufnahme wird in Deutschland im Mittel auf 10 bis 12 Gramm geschätzt und ist von daher viel zu hoch. 10 Gramm, das entspricht etwa zwei Teelöffeln. Untersuchungen haben gezeigt, dass bei Naturvölkern in Brasilien, Kenia und Papua-Neuguinea, die weniger als 3 Gramm Salz täglich zu sich nehmen, Bluthochdruck selten vorkommt und der Blutdruck im Alter nicht ansteigt.

TÄGLICH HÖCHSTENS SECHS GRAMM KOCHSALZ – so lautet die Empfehlung der Deutschen Gesellschaft für Ernährung (DGE) nicht nur für Hochdruckkranke, sondern für alle Erwachsenen. Das entspricht einem Teelöffel Salz. Die Weltgesundheitsorganisation (WHO) empfiehlt sogar nur 5 Gramm Salz pro Tag.

Den Löwenanteil des Kochsalzes nehmen wir nicht durchs Salzen beim Kochen und bei Tisch auf, sondern mit dem unsichtbaren Salz, das in industriell bearbeiteten Lebensmitteln versteckt ist. Zum Beispiel in Brot, Wurst, Käse, Senf, Ketchup oder Konserven. Auch wenn Sie auswärts essen, erwarten Sie regelrechte „Salzbomben", wie Pommes, Pizza, Currywurst. Die Gastronomie hat ein Interesse daran, dass die angebotenen Gerichte eher salzig sind. Denn das steigert den Konsum von Getränken. Doch auch im Restaurant können Sie den größten Salzbomben aus dem Weg gehen. Verzichten Sie auf Saucen, die tendenziell fett und salzig sind. Schmecken Sie

VERSTECKTE SALZBOMBEN

Hier sind jeweils ein Gramm Salz enthalten. Vergleichen Sie die Fertigprodukte mit den frischen Produkten rechts.

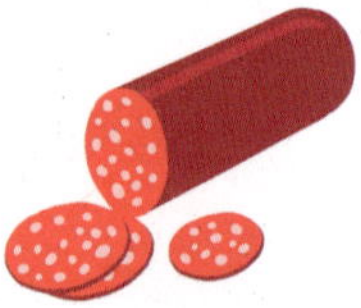

Salami
30 g (eine Scheibe)

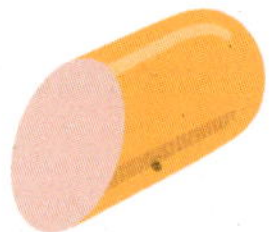

Leberwurst
60 g (2 Portionen)

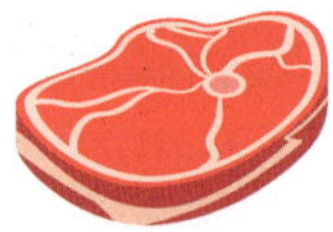

Fleisch
750 g (5 Portionen)

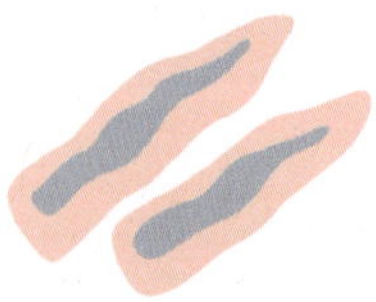

Geräucherter Matjes
15 g (1 Esslöffel)

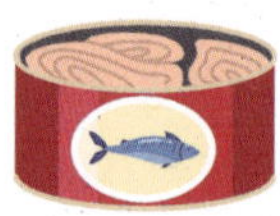

Dosen-Thunfisch
140 g (1 Dose abgetropft)

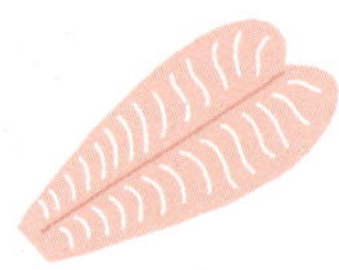

Frischer Fisch
800 g (8 Portionen)

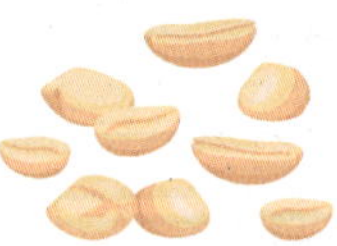

Geröstete/gesalzene Erdnüsse
50 g (2 Handvoll)

Kartoffelchips
60 g (2 bis 3 Handvoll)

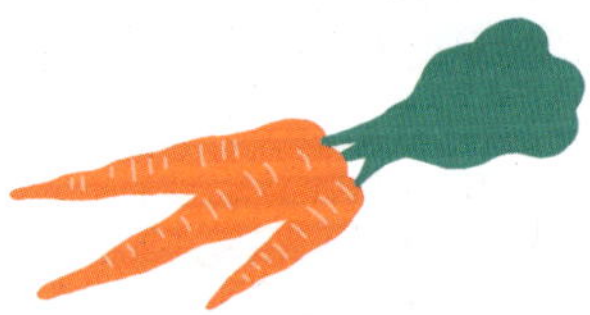

Frische Möhren
2 kg

Quelle: gesundheitsinformation.de

Ihre Mahlzeit besser mit ein wenig Olivenöl ab. Auch das Brot sollten Sie links liegen lassen, das meistens sehr salzhaltig ist. Bestellen Sie Ihr Steak ungesalzen und würzen lieber selber ein wenig nach. Machen Sie sich auch den Salat selber an. Ofen- oder Pellkartoffeln sowie Reis sind die salzärmsten Beilagen.

Wenn Sie 4 bis 6 Gramm Salz am Tag weniger aufnehmen, kann das den Blutdruck um etwa 4 bis 6 mmHg senken. Versuchen Sie einfach, täglich 6 Gramm, also etwa einen Teelöffel, einzusparen. So viel ist zum Beispiel allein in sechs Scheiben Salami enthalten. (siehe Sonderseite links) Wenn Sie zu den „salzempfindlichen" Menschen gehören, wird Ihr Blutdruck deutlicher abfallen als bei den „salzunempfindlichen" Menschen. Experten schätzen, dass ein Drittel bis die Hälfte der Hochdruckkranken salzsensitiv ist. Ältere und übergewichtige Menschen sowie Menschen mit Diabetes (siehe S. 56), mit einem metabolischen Syndrom und einer Nierenerkrankung (siehe S. 51) haben generell eine deutlich gesteigerte Salzsensitivität. Wie sehr Sie auf Salz ansprechen, finden Sie am besten heraus, indem Sie Ihren Konsum einschränken und überprüfen, ob und wie stark der Blutdruck sinkt.

Auch Menschen mit normalen Blutdruckwerten sollten auf den Salzgehalt ihrer Ernährung achten. Denn unter ihnen ist etwa jeder Dritte salzsensitiv und reagiert mit erhöhtem Blutdruck auf hohen Salzkonsum. Studien zeigen, dass das Auftreten einer Hypertonie verhindert werden kann, wenn man sich kochsalzarm ernährt.

An die salzärmere Kost müssen Sie sich wahrscheinlich erst gewöhnen, anfangs wird das Essen eher fade schmecken. Doch das Geschmacksvermögen verbessert sich innerhalb von sechs Monaten und Sie können den Eigengeschmack der Lebensmittel nach dieser Zeit intensiver wahrnehmen. Es könnte auch helfen, das Salz beim Kochen nicht schlagartig, sondern schrittweise zu verringern, um sich besser an den natürlichen Geschmack zu gewöhnen. Öffnen Sie Ihre Sinne auch für die Vielfalt der Kräuter und Gewürze. Kennen Sie den Geschmack von Beifuß? Und wissen Sie, wie Kerbel riecht? Auch asiatische Gewürze wie Kreuzkümmel oder Kardamom können Ihren Gerichten zu ungeahnten Aromen verhelfen. Sie werden sich wundern, wie empfänglich Sie werden für Duft und Geschmack frischer Nahrungsmittel!

CHECKLISTE
SO SPAREN SIE SALZ

Kräutern statt salzen:
Weniger Salz bedeutet nicht
unbedingt weniger Geschmack.

- ○ Vor allem Fertigprodukte und häufiges Nachsalzen erhöhen die tägliche Salzzufuhr. Frische Lebensmittel selber zubereiten ist von daher die beste Möglichkeit, um Salz zu sparen.
- ○ Auch Brot und Brötchen sind sehr salzhaltig. Zum Frühstück besser auf Müsli umsteigen. Einige Bäcker bieten kochsalzreduziertes Brot an. Fragen Sie in der Bäckerei nach. Idealerweise ist nicht mehr als 1,1 g Salz pro 100 g enthalten.
- ○ Verbannen Sie den Salzstreuer vom Tisch.
- ○ Bevorzugen Sie frisches Obst und Gemüse, Kartoffeln in der Schale, Reis und Teigwaren aus vollem Korn.
- ○ Greifen Sie viel auf Gewürze zurück, allerdings nur auf die reinen wie z. B. Kümmel, Pfeffer oder Wacholder. Denn Curry oder anderen Gewürzmischungen wird oft Salz zugesetzt. Auch Brühwürfel, Marinaden, Senf und Ketchup enthalten üblicherweise viel Salz.
- ○ Verwenden Sie beim Kochen Kräuter statt Salz – frisch, gefroren oder getrocknet.
- ○ Salzen Sie nie während der Zubereitung, sondern erst hinterher.
- ○ Zum Salzen salzreduzierte Produkte verwenden wie Leichtsalz (besteht zur Hälfte aus Salz, zu anderen Hälfte aus Füllstoffen), Würzmix ohne Salz, salzreduzierte Sojasauce oder salzarme Gemüsebrühe.
- ○ Viel Flüssigkeit verwenden in Saucen und Suppen – auch das spart Salz.
- ○ Sparen Sie am Brotbelag. Statt Wurst und Hartkäse: auf Frischkäse, Quark oder Gemüseaufstrich ausweichen.
- ○ Alternative zu Chips oder gesalzenen Nüssen: Obstspieße oder Möhren-, Sellerie- oder Paprikastreifen, mit oder ohne Dip aus Joghurt oder saurer Sahne.
- ○ Wenn Sie essen gehen: Bestellen Sie Fisch, gegrilltes Fleisch, Salate, reichlich Gemüse, Folienkartoffeln, Pellkartoffeln oder Reis.

Lecker essen, Vielfalt nutzen

Eine Ernährung gegen hohen Druck sollte vielseitig sein. Variieren Sie Gemüse, Obst und Vollkornprodukte. Schöpfen Sie aus dem Vollen!

DASH – so lautet das Zauberwort für die beste Ernährung bei Bluthochdruck. DASH – das ist eine Abkürzung für „Dietary Approaches to Stop Hypertension", ist also eine blutdrucksenkende Diät. Wobei diese Ernährung wenig mit Verzicht oder fader Kost zu tun hat. Wie wäre es mit Fusilli in Zucchini-Zitronen-Sauce, mit einem Knoblauch-Lachs-Filet auf Orangengemüse, mit Ratatouille, Tortilla oder einer griechischen Gemüsesuppe? Sie dürfen schlemmen wie die Menschen in Griechenland, Spanien, Italien oder Frankreich. Im Wesentlichen entspricht DASH nämlich der Mittelmeerkost, kommt aber mit noch weniger Fleischprodukten aus.

Bekanntlich treten Herz-Kreislauf-Erkrankungen in den Mittelmeerländern weitaus seltener auf als in den mitteleuropäischen Ländern. Denn die Südeuropäer essen reichlich Obst und Gemüse, weniger Fleisch und tierisches Fett, mehr Fisch und pflanzliche Fette. DASH enthält außerdem Geflügel, viel Vollkornprodukte, Nüsse sowie fettarme Milch und Milchprodukte. In Studien hat sich gezeigt, dass mit dieser Ernährung – im Vergleich zur üblichen westlichen Kost – der Blutdruck gesenkt werden kann. Besonders „blutdruckwirksam" ist sie in Kombination mit einer Kochsalzbeschränkung (siehe S. 113). In den DASH-Studien zeigten sich bereits nach ein bis zwei Wochen niedrigere Blutdruckwerte bei den Teilnehmenden!

Meistens reicht jedoch die Einsicht, sich gesünder zu ernähren, alleine nicht aus, um das Verhalten zu ändern (siehe S. 59). Für jegliche Veränderungen im Alltag brauchen Sie Geduld. Für eine dauerhafte Ernährungsumstellung sollten Sie mit einem Jahr oder mehr rechnen. Das ist vollkommen in Ordnung. Gehen Sie es in kleinen Schritten an: Nehmen Sie sich zum Beispiel als Erstes vor, mehr zu trinken (siehe S. 121). Allein dadurch werden Hungergefühle gedämpft. Konzentrieren Sie sich in einem zweiten Schritt beispielsweise darauf, mehr Obst und Gemüse zu essen, in einem dritten Schritt, bewusst Salz wegzulassen (siehe S. 113) und in einem vierten ungesunde Fette (siehe S. 119). Und fünftens steigen Sie auf mehr Vollkornprodukte um. Das ist nur ein Vorschlag, wie Sie vorgehen können.

Die DASH-Kost versammelt alle Pluspunkte, die eine gesunde Ernährung auszeichnen: Sie ist reich an Kalium, günstigen Fetten, Vitaminen, komplexen Kohlenhydraten und Ballaststoffen. Wenn Sie frisches Obst und Gemüse verzehren, nehmen Sie automatisch wenig Natrium, also Kochsalz zu sich, dafür aber viel Kalium. Kalium reguliert zusammen mit dem Natrium den Wasserhaushalt und schwächt als Gegenspieler von Natrium die Salzempfindlichkeit ab. Ein günstiges Natrium-Kalium-Verhältnis bewirkt eine vermehrte Wasserausscheidung sowie Entspannung der Blutgefäße, wodurch der Blutdruck sinkt.

Von Kalium nehmen wir im Allgemeinen zu wenig auf, nämlich nur 2 Gramm am Tag. Würden wir die Kaliumaufnahme um 3 bis 4 Gramm steigern, könnten wir damit rechnen, dass die Blutdruckwerte fallen. Dafür spricht, dass bei Vegetariern die Werte im Durchschnitt 5 mmHg niedriger liegen als bei Nicht-Vegetariern. Kaliumreiche Nahrungsmittel sind Obst, Gemüse und Kartoffeln. Spitzenreiter beim Obst sind Avocado und Banane, auch Dörrobst enthält viel Kalium. Beim Gemüse stehen Petersilienwurzel und Fenchel an der Spitze der Kaliumspender.

Nicht nur mit der Auswahl der Nahrungsmittel, auch mit der Art der Zubereitung können wir die Kaliumaufnahme beeinflussen: So sollten Kartoffeln in der Schale gekocht werden, um einen Kaliumverlust zu vermeiden. Weil Kalium wasserlöslich ist, ist es besser, das Gemüse mit wenig Wasser zu dünsten oder es zu dämpfen. Das Gemüsewasser nicht abgießen, sondern weiterverwenden! Günstig ist auch ein Garen im Ofen, in der Mikrowelle oder im Tontopf. Auf Kalium-Pulver oder -Tabletten sollten Sie nur auf ärztlichen Rat ausweichen, denn bei einer gesunden Ernährung bekommt der Körper so viel Kalium, wie er braucht. Außerdem sind die Risiken einer kaum kontrollierbaren Kaliumzufuhr durch Supplemente zu hoch.

NAHRUNGSERGÄNZUNG NUR WENN NÖTIG: Kalium und auch Magnesium können als Nahrungsergänzungsmittel infrage kommen – allerdings nur, wenn ein Mangel ärztlich gesichert ist. Beide können möglicherweise die Blutdruckeinstellung verbessern.

Günstige und ungünstige Fette

Pflanzliche Ernährung ist eher fettarm. So liegt der Fettgehalt der DASH-Diät bei oder sogar etwas unter den wünschenswerten 30 Prozent. Wobei Fett nicht gleich Fett ist. Die DASH-Diät ist arm an tierischen Fetten, die überwiegend gesättigte Fettsäuren und Cholesterin enthalten. Tierische Fette treiben die Blutfettwerte (siehe S. 54) – vor allem das schädliche LDL-Cholesterin – nach oben und fördern eine Arteriosklerose, also eine Arterienverkalkung (siehe S. 39). Auch die Transfettsäuren, in Deutschland gehärtete Fette genannt, haben eine ungünstige Wirkung auf den Fettstoffwechsel. Herz und Kreislauf werden es Ihnen danken, wenn Sie diese Fettarten reduzieren. Die stecken in Fleisch und Wurst, in Fast Food und Fertigprodukten, aber auch in fettreichen Süßigkeiten und Backwaren, wie Schokolade oder Croissants.

Gesunde Fette dagegen besitzen pflanzliche Öle mit ihren ungesättigten Fettsäuren, die eine Schutzwirkung auf die Blutgefäße haben und sogar den Blutdruck einen Hauch senken können. Weil pflanzliche Öle genauso kalorienreich sind wie tierische Fette, ist es besser, sie auf zwei Esslöffel Pflanzenöl pro Tag zu beschränken. Greifen Sie nicht nur zu Olivenöl, sondern auch mal zu Soja-, Walnuss- oder Rapsöl, die nicht nur einfach ungesättigte Fettsäuren, sondern auch mehrfach ungesättigte Fettsäuren enthalten. Deshalb gehört auch Fisch auf den Tisch! Fisch hat viel von den Omega-3-Fettsäuren, die unter den mehrfach ungesättigten Fettsäuren einen besonderen Platz einnehmen, weil sie vor der koronaren Herzkrankheit und vor Herzinfarkt schützen. Essen Sie wenn möglich ein- bis zweimal die Woche Fisch.

Kohlenhydrate und Ballaststoffe

Obst, Gemüse, Getreide und Hülsenfrüchte enthalten auch viele Kohlenhydrate. Die sollten den größten Anteil – nämlich etwa 50 bis 60 Prozent der Energie – an unserer Ernährung haben. Nahrhaft sind komplexe Kohlenhydrate, die Ballaststoffe gleich mitliefern. Dadurch sorgen sie für eine anhaltende Sättigung und eine gute Verdauung, was ebenfalls hilfreich beim Abnehmen ist. Weißmehl oder Zucker

CHECKLISTE HERZGESUND ERNÄHREN

Wenn Sie sich ein paar Tipps zu Herzen nehmen, klappt der Einstieg leichter.

- ○ Positive Grundhaltung. Statt daran zu denken, was Sie jetzt eigentlich alles nicht mehr essen sollten, stellen Sie sich die Vorteile eines neuen Essverhaltens vor: Ich werde etwas abnehmen, ich werde mich wohler fühlen, mir wird meine Lieblingshose wieder passen, mein Blutdruck wird sinken.
- ○ Kleine Schritte. Häufig reichen kleine Schritte und kleine Veränderungen: Eine kleinere Portion Fleisch, dafür mehr Gemüse auf dem Teller. Statt Salami mal eine Tomate aufs Brot. Das muss nicht jeden Tag so sein. Sie könnten sich zum Beispiel vornehmen, unter der Woche „nach Plan" zu essen, und am Wochenende eben nicht. Oder umgekehrt.
- ○ Holen Sie Ihre Familie mit ins Boot! Oder suchen Sie sich einen Freund oder eine Kollegin zum Mitmachen.
- ○ Nutzen Sie die Vielfalt des Angebots! Wissen Sie, wie Petersilienwurzel schmeckt? Oder Topinambur? Haben Sie schon mal Steckrüben probiert? Bringen Sie Abwechslung in Ihren Speiseplan.
- ○ Sie haben wenig Zeit oder keine Lust zum Kochen? Dann belassen Sie es bei rohem Gemüse und Obst, so sparen Sie sich die Zubereitung.
- ○ Essen Sie bewusst! Vermeiden Sie es, im Gehen oder Stehen etwas in sich hineinzuschlingen. Nehmen Sie sich die Viertelstunde, um sich hinzusetzen. Machen Sie es sich zu Hause nett, mit Servietten, Kerze, schönem Geschirr. Als Zwischenmahlzeit greifen Sie zu Obst.
- ○ Konzentrieren Sie sich nicht nur aufs Essen, sondern auch aufs Trinken. Haben Sie immer einen Kasten Mineralwasser auf Vorrat oder platzieren Sie einen Krug Leitungswasser auf den Tisch, vielleicht mit Minze und Zitrone. Für Abwechslung sorgen Saftschorlen, Kräutertee und schwarzer Tee. Trinken Sie zum Kaffee immer auch ein Glas Wasser.

bestehen dagegen aus raffinierten Kohlenhydraten – im Gegensatz zu Vollkornmehl oder braunem Zucker beziehungsweise Vollrohrzucker – und sollten deshalb weniger verzehrt werden.

Vor allem Ballaststoffe, die ausschließlich in pflanzlichen Nahrungsmitteln vorkommen, vermögen das „böse" LDL-Cholesterin, das bei Hypertonikern oft erhöht ist, in Schach zu halten. Zudem haben komplexe Kohlenhydrate den Vorteil, dass sie nur langsam ins Blut übergehen und so starken Blutzuckerschwankungen vorbeugen. Insbesondere wenn Sie neben Bluthochdruck eine Störung des Zuckerstoffwechsels haben, können Sie davon profitieren. Im Zusammenhang mit Diabetes fällt oft der Begriff des „glykämischen Index" (GI), der in Prozent den Blutzuckeranstieg durch ein kohlenhydrathaltiges Lebensmittel angibt. Zum Vergleich dient Traubenzucker mit 100 (Prozent). Obst, Gemüse oder Vollkornprodukte haben dagegen nur einen GI von unter 50.

Besser trinken

Etwa einen Liter Flüssigkeit nehmen wir mit der Nahrung auf, etwa 1,5 bis 2 Liter sollten wir zusätzlich trinken. Bei einer Herzerkrankung ist eventuell weniger besser, halten Sie Rücksprache mit Ihrem Arzt. Wenn Sie Bluthochdruck haben, ist es für Sie ausschlaggebend, wie viel Salz die Getränke enthalten. Wenn Sie zusätzlich zu viele Pfunde mit sich herumtragen, spielen auch die Kalorien eine Rolle. Obstsäfte zum Beispiel sollten Sie deshalb besser großzügig mit Wasser verdünnen.

FLÜSSIGE KALORIENBOMBEN: Vor allem Bier, Wein, Sekt und Spirituosen sind flüssige Kalorienbomben. Ein Gramm Alkohol enthält sieben Kalorien, das sind beinahe so viele wie in einem Gramm Fett enthalten sind. Zudem trägt regelmäßiger Alkoholkonsum (siehe S. 92) zu einer Steigerung des Blutdrucks bei.

Unglaublich, aber wahr: Einige Mineralwässer sind reich an Kochsalz. Es wird auf dem Etikett meistens getrennt aufgeführt als Natrium und Chlorid. Akzeptabel sind nur Mineralwässer mit weniger als 100 Milligramm Natrium pro Liter – besser noch, wenn der Natriumgehalt unter 20 Milligramm liegt. Der Kochsalzgehalt mancher

ERNÄHRUNGS-AMPEL

Von rot bis grün: Von diesen Lebensmitteln sollten Sie nur wenig bis reichlich verzehren.

PFLANZLICHE LEBENSMITTEL

- Zucker, Kuchen, Süßigkeiten, Knabbereien, fettreiche Kartoffelprodukte
- Getreideprodukte, geschälter Reis
- Kartoffeln
- Vollkornprodukte, ungeschälter Reis
- Obst
- Gemüse, Blattsalate, Säfte

TIERISCHE LEBENSMITTEL

- Speck
- Fettreiche Fleischwaren (Wurst), Eier, Sahne
- Fettreichere Milch und Milchprodukte, fettreicheres Fleisch
- Fettarme Milch und Milchprodukte
- Fettarmes Fleisch, fettarme Fleischwaren
- Fisch

ÖLE UND FETTE

- Schmalz, Plattenfette
- Butter
- Margarine
- Maiskeim- und Sonnenblumenöl
- Weizenkeim- Soja- und Olivenöl
- Raps- und Walnussöl

GETRÄNKE

- Nektar, Fruchtsaft, Limonade, Energydrink
- Fruchtsaftschorlen, Lightgetränke
- Grüner und schwarzer Tee, Kaffee
- Kräuter- und Früchtetees
- Infused Water (mit Gemüse, Kräutern, Früchten aromatisiert)
- Trinkwasser, Mineralwasser

Mineralwässer liegt über 1 000 Milligramm pro Liter, sie sind für eine Kochsalzreduktion deshalb nicht geeignet. Zum Vergleich: Ein Liter Leitungswasser enthält ca. 200 Milligramm Kochsalz. Kaffee treibt zwar kurzfristig den Blutdruck hoch, trägt aber nicht zu chronischem Blutdruck bei. Kaffee und Tee haben kaum Kochsalz und kaum Kalorien, wenn Sie ihn ohne Zucker und Milch trinken oder mit Süßstoff süßen.

DAS GENIESSEN NICHT VERGESSEN! Auch mit Bluthochdruck kann und darf man schlemmen. Leckere Rezepte samt Basisinformationen zum Krankheitsbild finden Sie in dem Ratgeber „Gut essen bei Bluthochdruck" der Stiftung Warentest.

Abnehmen: Weniger ist mehr

Übergewicht ist bei vielen Menschen die Hauptursache für ihren Bluthochdruck. Also gehen Sie es an!

Um Gewicht zu verlieren, müssen Sie nicht hungern! Mit der richtigen Auswahl an Lebensmitteln werden Sie satt und können gleichzeitig abnehmen. Und schmecken tut es außerdem. Abspecken lohnt sich, vor allem bei starkem Übergewicht. Zehn Kilogramm weniger bedeutet voraussichtlich ein Absinken des systolischen Werts um 5 bis 20 mmHg. Auch weitere positive Effekte auf Blutwerte, Gelenke und andere Gesundheitsrisiken sind zu erwarten. Fakt ist aber auch, dass es ziemlich schwierig ist abzunehmen. Es kann recht lange dauern, unter Umständen Jahre, bis Sie sich von Essensvorlieben wirklich verabschiedet und neue als wohltuend für sich entdeckt und in den Alltag integriert haben (siehe S. 64). Sie sollten sich auch nicht zur Gewichtsabnahme um jeden Preis zwingen. Bei leichtem Übergewicht kann es schon ein Ziel sein, nicht weiter zuzunehmen.

Egal, ob eine Zitronensaft-Kur, 3-D-Diät, Military Diet – viele Diäten oder Schlankheitskuren lassen die Pfunde schnell purzeln. Doch die Freude währt meist nur kurz. Nach einiger Zeit zeigt die Waage wieder das Ausgangsgewicht oder sogar noch mehr an. Dieser sogenannte Jo-Jo-Effekt ist auf ein biologisches Überlebensprogramm zurückzuführen: Immer dann, wenn der Körper deutlich weniger Kalorien bekommt als gewohnt, interpretiert er das als Hungersnot. Er schaltet den Stoffwechsel auf Sparflamme und drosselt den Energieverbrauch. Dieses Sparprogramm läuft auch noch einige Zeit nach Beendigung der Hungerkur weiter. Die Folge ist eine besonders schnelle Gewichtszunahme, sobald Sie wieder normal essen. Dieses Auf und Ab lässt sich nur durchbrechen, wenn Sie Ihre Lebensgewohnheiten langfristig ändern.

Blitz-, Crash- und Kurzzeitdiäten sind auch deshalb nicht sinnvoll, weil unter Umständen wegen einer vorgegebenen einseitigen Lebensmittelauswahl der Körper während der Diät nicht ausreichend mit bestimmten notwendigen Nährstoffen versorgt wird. Dadurch kann es zu Nebenwirkungen kommen wie Müdigkeit, Kraftlosigkeit, Leistungsabfall und Kreislaufstörungen. Eine weitere Gefahr: Der Teufelskreis von Hungern, Kontrollverlust, Heißhungerattacken, Essanfällen, neuer Diät und wieder Hungern kann möglicherweise einer Essstörung Vorschub leisten.

(Leere) Kalorien sparen

Ausschlaggebend ist, wie viele Kalorien die Lebensmittel enthalten. Es gilt vor allem, leere Kalorien – also Nahrungsmittel mit wenig lebenswichtigen Nährstoffen, zum Beispiel Süßigkeiten– zu meiden. Wenn Sie sich an die DASH-Diät halten (siehe S. 117), entspricht das einer ausgewogenen Ernährung, die erwiesenermaßen den Blutdruck senkt. Denn sie hilft, sowohl Salz als auch Kalorien einzusparen und mehr blutdrucksenkendes Kalium aufzunehmen.

„Diät" bedeutet: Weniger von ungesunden Lebensmitteln mit leeren Kalorien essen, dafür mehr Gesundes und Nahrhaftes. Von Salat und Gemüse zum Beispiel dürfen Sie so viel essen, wie Sie wollen. Eine richtig große Portion Gemüse enthält meist kaum mehr als 50 Kalorien, vorausgesetzt, das Gemüse ist nicht mit Speck angereichert oder schwimmt nicht in einer Sahnesoße. Dass Tomaten, Möhren, Fenchel, Kohl und Co. so wenige Kalorien haben, liegt daran, dass Gemüse relativ viel Wasser enthält. Und Wasser hat null Kalorien! Auch Vitamine und Mineralstoffe – in Gemüse reichlich vorhanden – haben keine Kalorien. Andererseits sind diese Nahrungsmittel reich an Ballaststoffen, weshalb sie satt machen und gleichzeitig die Verdauung anregen. Auch bei Kartoffeln – vor allem Pellkartoffeln – dürfen Sie ruhig zulangen. Was Gemüse unschlagbar macht: Es ist nicht nur ausnehmend gesund, sondern auch ziemlich preiswert, zumindest wenn Sie sich danach richten, welches Gemüse gerade Saison hat.

Ihren Obstkonsum dürfen Sie ebenfalls ruhig etwas steigern. Auch wenn Obst aufgrund des Zuckergehaltes etwas mehr Kalorien hat. Trotzdem bringt es ein Apfel oder ein Schälchen Erdbeeren auf gerade einmal 100 Kalorien. Ausnahme sind nur Nüsse und Avocados, die ebenfalls zum Obst zählen, aber viel Fett enthalten. Alle Obstsorten sind außerdem reich an Vitaminen, Mineral- und Ballaststoffen.

ACHTUNG BEI EINEM DIABETES: Wurde bei Ihnen auch ein Diabetes diagnostiziert, sollten Sie bei Obst aufpassen und Ihre Blutzuckerwerte im Blick behalten.

Tatsächlich enthalten Vollkornprodukte etwas weniger Kalorien als Produkte aus Weißmehl. Zudem sättigen sie besser und länger. Dritter Pluspunkt: Sie haben einen günstigeren glykämischen Index (siehe S. 121), das heißt, sie sorgen für einen gleichmäßigen Verlauf des Blutzuckerspiegels. Außerdem enthält Vollkornmehl viel mehr Vitamine und Mineralstoffe als Weißmehlprodukte. Mit Vollkornbrot, Naturreis und Vollkornnudeln bessern Sie Ihren Speiseplan also erheblich auf. Übrigens: Vollkornbrot wird zwar aus vollem Korn hergestellt, kann aber genauso fein gemahlen sein wie Weißmehl. Eine große Auswahl an gröberen oder feiner gemahlenen Vollkornbroten finden Sie in Bioläden, Reformhäusern oder Vollkornbäckereien.

Selbst Fetthaltiges dürfen Sie verzehren. Fett braucht der Organismus sogar, denn es liefert Fettsäuren und fördert die Aufnahme unverzichtbarer Vitamine, erfüllt wichtige Funktionen für die Sättigungsregulation und ist ein guter Geschmacksträger. Vor allem die einfach und mehrfach ungesättigten Fettsäuren – enthalten in pflanzlichen Ölen und Fisch – sind günstig für Bluthochdruckkranke und spielen eine große Rolle bei der Vorbeugung von Herz-Kreislauf-

Krankheiten. Viel ungünstiges Fett versteckt sich in der Regel in Wurst, vielen Käsesorten, Süßigkeiten, Kuchen oder Fertiggerichten. Bevorzugen Sie also frische Lebensmittel und ja, dann doch fettarme Milchprodukte. Denn es ist nicht wegzudiskutieren, dass es für eine niedrige Kalorienbilanz besonders viel bringt, den Fettgehalt eines Lebensmittels im Auge zu behalten. Schließlich liefert Fett pro Gramm doppelt so viele Kalorien wie Eiweiß oder Kohlenhydrate. Deshalb sollten Sie auch Streichfette, wie Butter oder Margarine, nur sparsam verwenden. Nicht verführen lassen: Light-Produkte sind nicht immer so leicht wie angepriesen. Viele dieser Lebensmittel enthalten immer noch reichlich Kalorien. Außerdem verführen sie dazu, großzügig zuzugreifen.

Auch dürfen Sie sich jeden Tag etwas Süßes gönnen. Doch der Rat lautet: pro Tag nicht mehr als 200 Kalorien in Form von süßen Naschereien. Das entspricht etwa zwei Riegeln Schokolade, einer Handvoll Gummibärchen oder zwei Kugeln Eis. Dass Süßigkeiten wortwörtlich ins Gewicht fallen, liegt nicht nur an der Kalorienzahl, sondern auch an der Blutzuckerkurve. Die nämlich fährt Achterbahn, weil Zucker sofort ins Blut schießt und anschließend stark abfällt. Ist der Blutzucker wieder im Keller, kommt der Heißhunger. Es ist leichter abzunehmen, wenn der Blutzuckerspiegel möglichst niedrig bleibt. Ungeeignet sind Zuckeraustauschstoffe, wie zum Beispiel Sorbit, Fruktose oder Maltit, weil es sich um Zuckervarianten handelt, die zum Teil fast genauso viele Kalorien enthalten wie normaler Zucker und in größeren Mengen schlecht vertragen werden.

EINEN KLEINEN TRICK NUTZEN: Trinken erleichtert das Abnehmen, weil die Stoffwechselprozesse angeregt und Hungergefühle gedämpft werden. Trinken Sie etwa 1,5 bis 2 Liter am Tag. Unschlagbar billig und kalorienfrei ist Wasser. Alkohol und Fruchtsäfte haben dagegen viele Kalorien. Ein Glas Wasser vor dem Essen mindert den Hunger.

Um abzunehmen, sollten Sie unter Ihrem Tagesbedarf bleiben. 1 600 bis 1 900 Kalorien etwa brauchen Frauen bei einer sitzenden Tätigkeit, männliche „Schreibtischtäter“ haben einen Energiebedarf von etwa 2 000 bis 2 400 Kalorien. Der genaue Bedarf hängt vom Alter ab (je älter, desto niedriger der Kalorienbedarf), vom Gewicht und vom Bewegungsverhalten. Versuchen Sie, 500 bis 800 Kalorien unter Ihrem Bedarf zu bleiben. Eine Untergrenze von 1 000 bis

CHECKLISTE ES LOHNT SICH!

Ja, Abnehmen ist schlicht nicht leicht. Aber vielleicht motivieren Sie die vielen anderen positiven Effekte?

- ○ Bluthochdruck. 4 kg weniger könnten den systolischen Blutdruck um 4 bis 5 mmHg senken. Wenn Ihre Werte im Grenzbereich liegen, kann Abspecken dazu beitragen, dass Ihr Blutdruck unterhalb des Grenzwerts von 140/90 mmHg bleibt.

- ○ Salz. Die Salzsensitivität nimmt ab. Das heißt, Ihr Blutdruck reagiert nicht mehr so stark auf Kochsalz, das Sie mit der Nahrung zu sich nehmen.

- ○ Medikamente. Je mehr Sie Ihr Gewicht reduzieren und sich bewegen, umso besser sprechen die verordneten Medikamente an.

- ○ Stoffwechsel. Der Stoffwechsel verbessert sich, die Sensitivität für Insulin nimmt zu. So kann sich bei einem Diabetes die Stoffwechsellage wieder vollständig normalisieren oder die Entwicklung eines Diabetes wird verhindert. Die Blutzuckerwerte sinken ab.

- ○ Cholesterinwerte. Das schädliche LDL-Cholesterin wie auch die Triglyzeridwerte sinken, das „gute" HDL-Cholesterin steigt. Das reduziert zum Beispiel das Risiko für eine koronare Herzkrankheit.

- ○ Krebs. Das Risiko, an einigen Krebserkrankungen zu sterben, wird vermutlich fast um die Hälfte kleiner.

- ○ Gelenke. Die Gelenke werden entlastet. Das betrifft insbesondere das Hüft- und Kniegelenk und die Knöchel, aber auch die Wirbelsäule. Das heißt auch: weniger Arthrose, weniger Rückenschmerzen.

- ○ Schlaf. Schlaf-Atmungsstörungen bessern sich. Typisch für dieses Schlafapnoe-Syndrom ist ein unruhiger Nachtschlaf. Die Betroffenen wachen morgens nicht erholt auf und sind tagsüber müde. Schlafapnoe gilt als Mitverursacher von Bluthochdruck und anderen Herz-Kreislauf-Krankheiten.

- ○ Immunsystem. Es gibt Hinweise, dass Abnehmen das Immunsystem stärkt. Entzündungsfördernde Stoffe verringern sich, die Abwehrkräfte sind entlastet.

1 200 Kalorien (schwere, große Männer: eher 1 500 Kalorien) sollten Sie allerdings nicht unterschreiten, weil sonst die Versorgung mit lebenswichtigen Nährstoffen nicht mehr gewährleistet ist.

EIN GUTER TAG: Ein Tag mit 1 500 Kalorien könnte zum Beispiel so aussehen: morgens eine Scheibe Brot mit 30 bis 40 Gramm Frischkäse, mittags 150 Gramm Fleisch mit drei Kartoffeln und viel Gemüse oder Salat, abends ein Vollkornbrot mit 30 bis 40 Gramm fettarmer Wurst und Salat. Als Zwischenmahlzeit Früchte, Gemüse und fettarmer Joghurt.

Wichtig ist es, realistisch zu bleiben. Wenn Sie sich zum Beispiel zunächst einmal nur vornehmen, mehr Gemüse zu verzehren, reicht das völlig. (siehe Sonderseite SMART, siehe Kapitel Gewohnheiten, siehe Sonderseite „So können Sie beginnen!") Ihr Übergewicht ist langsam über die Jahre oder sogar Jahrzehnte entstanden – und muss auch langsam wieder abgebaut werden. Wenn Sie ein bis zwei Kilo in einem Monat schaffen, ist das schon richtig viel. Und mehr sollte es auch nicht sein. Schwerer noch als Gewicht zu verlieren ist es, das niedrigere Gewicht zu halten. Fast jeder nimmt nach einer Phase des Abnehmens wieder ein bisschen zu. Bewahren Sie ruhig Blut und geben Sie nicht gleich auf. Bleiben Sie bei Ihren neuen Gewohnheiten! Vor allem regelmäßige Bewegung im Alltag erleichtert es enorm, das Gewicht im Griff zu behalten.

Kalorien verbrauchen

Weniger Kalorien aufnehmen ist die eine Seite, mehr Kalorien verbrauchen die andere. Versuchen Sie ausschließlich über die Ernährung Ihr Gewicht in den Griff zu bekommen, ist das mühsam. Viel leichter wird es, wenn Sie körperlich viel aktiver werden oder sich überhaupt in Bewegung setzen. Studien legen nahe, dass Menschen, die versuchen, mit Diät plus Sport abzunehmen, etwa 20 Prozent mehr an Gewicht verlieren und es auch besser halten können als Menschen, die nur eine Diät machen. Bei jeder Art von Bewegung verbrennt der Körper zusätzliche Kalorien. Allein wenn Sie eine halbe Stunde schnell gehen, sind schon fast 100 Kalorien verbrannt. Der erhöhte Energieverbrauch hält sogar noch nach beendigter

Aktivität etwas an! Je mehr Sie wiegen, desto höher ist der Kalorienverbrauch bei gleicher Anstrengung. Sie nehmen deshalb vermutlich anfangs schneller ab als später, wenn Sie bereits weniger wiegen und weniger Kalorien verbrauchen.

Weiterer Aspekt: Bei jeder Gewichtsabnahme verlieren Sie nicht nur Körperfett, auch Muskelmasse geht verloren. Mit körperlicher Betätigung wirken Sie dem Muskelverlust entgegen. Muskeln verbrauchen nämlich viel Energie, vor allem wenn Sie Sport treiben aber auch, wenn sie auf der Couch liegen. Außerdem sorgt Sport für ein besseres Körpergefühl und eine bessere Stimmung. Fühlen Sie sich in Ihrer Haut wohl, ist die Gefahr geringer, dass Sie sich aus Frust den Bauch vollschlagen. Welcher Sport für Bluthochdruckkranke infrage kommt und wie intensiv Sie ihn betreiben sollten, lesen Sie ab S. 100.

LIEBER FIT! Für die Gesundheit ist es wichtiger, körperlich fit als schlank zu sein. Studien legen nahe, dass sportliche „Pfundskerle" länger leben als dünne Bewegungsmuffel. Übergewichtige sollten allerdings gelenkschonende Sportarten wählen, wie Walken, Schwimmen, Radfahren oder Skaten. Beim Nordic Walking werden die Gelenke durch den Einsatz der speziellen Nordic-Walking-Stöcke zusätzlich entlastet. Beim Wandern können Sie Teleskopstöcke benutzen.

Abnehmen in der Gruppe

Ein neues Bewegungs- und Essverhalten lässt sich besonders gut zusammen mit anderen Menschen einüben, unter Anleitung einer Fachkraft. In professionell geführten Gruppen nehmen Übergewichtige etwa doppelt so viel ab als ohne solche Gruppe. Wahrscheinlich liegt das an der intensiveren Betreuung, gekoppelt mit Gruppeneffekten, dem Erfahrungsaustausch mit Gleichgesinnten sowie der Begleitung des Programms durch einen unabhängigen Dritten.

Fragen Sie bei Ihrer Krankenkasse nach. Die gesetzlichen Krankenkassen bezuschussen eine Ernährungsberatung oder ein Abnehmtraining, vorausgesetzt es handelt sich um einen qualifizierten Anbieter. Eine solche Gruppe sollte auf jeden Fall von Ihrer Ärztin,

Ihrem Arzt, am besten zusammen mit einer Ernährungsfachkraft geleitet werden. Falls Sie mehr als ein paar Kilo abnehmen möchten, ist es umso besser, wenn noch eine Psychologin oder ein Physiotherapeut dabei ist.

UNTERSTÜTZUNG NUTZEN: Gerade Übergewichtige befinden sich oft in einem Teufelskreis. Sie sind übergewichtig, weil sie unzufrieden sind, und sie sind unzufrieden, weil sie übergewichtig sind. Wenn Sie stark unter Ihrem Dicksein leiden, oft mutlos und traurig sind, ein süchtiges Verhalten bei sich vermuten, könnte therapeutische Hilfe infrage kommen.

Vor Beginn des Gruppenprogramms sollte eine medizinische Untersuchung stattfinden und das Therapiekonzept aus den drei Säulen Ernährungs-, Verhaltens- und Bewegungstherapie bestehen. Eine Therapiedauer von wenigstens sechs bis zwölf Monaten ist angeraten, damit Sie langsam an Gewicht verlieren und der Körper sich umstellen kann. Sie können Ihre Ärztin, Ihren Arzt auch fragen, ob für Sie ein sogenanntes Disease-Management-Programm (DMP) infrage kommt, was vor allem dann der Fall sein kann, wenn Sie zusätzlich zum Bluthochdruck an Diabetes oder an einer koronaren Herzerkrankung leiden. Im Rahmen dieser DMPs lernen Sie auch, wie Sie Ihre Ernährung am besten umstellen können, um abzunehmen.

Halten wir fest: Essen ist eine komplexe Angelegenheit. Sätze aus der Kindheit wie „Du musst immer den Teller leer essen“ oder unbewusste Gründe wie „Ich will anderen beweisen, dass sie nicht über mich bestimmen können“ spielen eine Rolle. Auch deshalb brauchen Sie eine gehörige Portion Geduld, Beharrlichkeit und gleichzeitig Nachsicht mit sich selbst, wenn Sie Ihre Ernährung umstellen wollen. Besonders wenn es um eine Gewichtsabnahme geht. Denn mit einer Blitzdiät ist es nicht getan. Und ein Dauerstress mit Diäten kann krank machen. Es wäre schade, wenn der Spaß am Essen verloren ginge! Das Gegenteil ist wünschenswert: Entdecken Sie die Lust auf frische und vollwertige Lebensmittel und aromatische Kräuter.

WELCHES MEDIKAMENT IST DAS RICHTIGE?

Für kaum eine andere chronische Erkrankung gibt es so viele gut untersuchte Medikamente, die in den allermeisten Fällen helfen. Erfahren Sie mehr über diese Mittel.

Das geeignete Medikament aufspüren

Die Hochdrucktherapie mit Medikamenten kann einem Puzzlespiel gleichen: neun Wirkstoffgruppen, über 50 Wirkstoffe und Hunderte von Präparaten.

Eine Änderung des Lebensstils, also mehr Bewegung im Alltag, Änderungen im Speiseplan oder die Reduzierung von Stress kann viel bringen. Aber häufig kommen Sie um vom Arzt verordnete Medikamente gegen Bluthochdruck nicht herum. In der Fachsprache werden sie Antihypertensiva genannt. Wenn Sie das Gefühl haben, dass es jetzt ans „Eingemachte" geht: Sie haben recht! Die verschiedenen Wirkmechanismen sowie Vor- und Nachteile der verschiedenen Medikamentengruppen – das ist eine komplexe Materie. Aber wenn Sie sich einen Ein- und Überblick verschaffen, haben Sie eine gute Grundlage für das Gespräch mit Ihrer Ärztin oder Ihrem Arzt und Sie fühlen sich insgesamt sicherer. Auch in Bezug auf andere Entscheidungen, wie zum Beispiel, ob pflanzliche Heilmittel zusätzlich infrage kommen könnten.

Tabletten sind etwa dann angezeigt, wenn der Blutdruck trotz Änderungen des Lebensstils nach Wochen oder Monaten immer noch über 139/89 mmHg liegt. Die Entscheidung, ob Medikamente oder nicht, hängt aber nicht nur von der Höhe Ihres Blutdrucks ab, sondern immer auch von Ihrem sogenannten kardiovaskulären Gesamtrisiko (siehe S. 36). Je höher das Risiko für Herz- oder Kreislaufkomplikationen ist, desto früher wird man zu Medikamenten greifen müssen. Denn letztlich ist es das Ziel einer jeden Hochdrucktherapie, langfristig eine Gefäß-, Herz- oder Nierenerkrankung zu verhindern. Deshalb kommt eine Therapie mit Tabletten bereits bei wenig erhöhten Werten infrage, wenn sich mehrere Risiken bündeln, wie etwa Übergewicht in Verbindung mit verminderter Glukosetoleranz und erhöhten Blutfettwerten (siehe „Metabolisches Syndrom", S. 36). In jedem Fall sind, gleichzeitig mit Änderungen des Lebensstils, Blutdruck-Pillen angezeigt, wenn Ihr Blutdruck richtig hoch ist, beispielsweise bei oder über 180/110 mmHg (Hypertonie Grad 3).

In der Regel gilt: Ab Werten von 140/90 mmHg sollte spätestens die Therapie beginnen – mit einem gesünderen Lebensstil und/oder eventuell Medikamenten. Es gibt aber Ausnahmen: Wenn Sie eine chronische Nierenerkrankung oder eine koronaren Herzerkrankung haben, sollte eine medikamentöse Behandlung schon ab Werten von 130/80 mmHg erwogen werden. Bei über 80-Jährigen (siehe S. 30 ff.) dagegen ist es entspannter: Hier können nach individueller Entscheidung höhere Werte toleriert werden.

Wenn die ärztliche Entscheidung gefallen ist, dass Sie Tabletten gegen den Bluthochdruck einnehmen sollten, heißt das übrigens nicht, dass Ihre Bemühungen, die Lebensweise umzustellen, umsonst waren oder jetzt überflüssig sind. Es geht dabei nicht um ein Entweder-oder. Im Gegenteil. Für einen nachhaltigen Erfolg sollten Sie zusätzlich zur medikamentösen Therapie immer auch selber etwas tun. Denn damit unterstützen Sie zum einen die Gesundheit Ihrer Gefäße und zum anderen die Blutdrucksenkung. Das heißt, dass die Dosis der Medikation niedrig gehalten oder mit der Zeit reduziert werden kann, wenn Sie wirklich am Ball bleiben.

MITTEL AUS DER NATUR? Viele Patienten würden lieber Naturarzneien einnehmen. Doch ob Mistel, Weißdorn, Arnika oder Knoblauch – bislang ist noch von keinem pflanzlichen Präparat ausreichend nachgewiesen, dass es gegen Bluthochdruck sowie – was entscheidend ist – seine Folgen hilft. Für die schulmedizinischen Standardmedikamente dagegen liegen hierzu viele große und gute Studien vor.

Alle Bluthochdruckmittel fördern oder hemmen bestimmte Körperfunktionen, die mit der Regulation des Blutdrucks zu tun haben. Es stehen in erster Linie fünf Substanzklassen zur Verfügung, die sich in vielen großen Studien als wirksam und sicher bewährt haben, um den Blutdruck zu senken und seine Folgen zu verhindern. Das sind die sogenannten Basismedikamente: Diuretika, ACE-Hemmer, Sartane (auch: Angiotensin-Rezeptor-Antagonisten genannt), Kalziumantagonisten und Betablocker. Diese Medikamente werden in der Regel als „geeignet" für hohen Blutdruck bewertet.

Die Mittel dieser Medikamentengruppen können einzeln gegeben oder mit Mitteln anderer Gruppen kombiniert werden. Dabei sind mit wenigen Ausnahmen alle Kombinationen möglich. Jede Medikamentengruppe besitzt spezifische Eigenschaften und hat jeweils Vor- und Nachteile (siehe Sonderseite rechts). Alle senken den Bluthochdruck bei einem Großteil der Patienten und die Chancen, an Gefäßen, Herz und Nieren gesund zu bleiben, verbessern sich. Dies wurde in zahlreichen großen Studien bewiesen.

Sogenannte Reservemittel werden nur in Ausnahmefällen gegeben, zum Beispiel bei schwerer Hypertonie, wenn alle anderen Wirkstoffe auch bei Mehrfachkombination nicht ausreichend wirksam waren oder schlecht vertragen wurden (siehe S. 150). Diese Ersatzmittel senken zwar zuverlässig den Blutdruck, doch es ist weniger gut belegt, dass sie auch das Risiko für Folgeerkrankungen reduzieren. Außerdem sind sie als alleiniges Mittel meist nicht so gut verträglich wie die Basismedikamente. Sie haben sich aber in Kombination mit anderen Mitteln in bestimmten Fällen durchaus bewährt, unter besonderen Bedingungen sind sie „mit Einschränkungen geeignet“. Das gilt für Alpha-1-(Rezeptoren)-Blocker, Antisympathotonika, gefäßerweiternde Mittel und Renin-Inhibitoren.

SO TESTET DIE STIFTUNG WARENTEST. Basis der Bewertung von Arzneimitteln und Medizinprodukten ist die veröffentlichte wissenschaftliche Literatur. Anhand der allgemein anerkannten Standardliteratur sowie methodisch hochwertiger aktueller Veröffentlichungen werden Dosierungsempfehlungen, unerwünschte Wirkungen, Vorsichtsmaßnahmen bei der Anwendung sowie die Eignung der einzelnen Produkte oder Produktgruppen für den jeweils zugelassenen Anwendungsbereich bewertet. Gleichzeitig werden auf Basis der verfügbaren Daten vergleichende Aussagen für die Wirkstoffe herausgearbeitet, die für einen Anwendungsbereich infrage kommen. Damit die Bewertungen aktuell bleiben, fließen ständig neue Ergebnisse geeigneter klinischer Studien in die Bewertung mit ein, soweit diese nach Prüfung durch ein Expertengremium in anerkannten medizinischen Zeitschriften veröffentlicht wurden. Mehr dazu erfahren Sie unter www.test.de mit dem Stichwort „Medikamente im Test“.

Die Wahl des Medikaments hängt nicht nur vom Schweregrad Ihres Hochdrucks ab, sondern beispielsweise auch von Ihrem Alter, von der individuellen Verträglichkeit und von eventuell vorliegenden Begleiterkrankungen oder Risikofaktoren (mehr erfahren Sie ab S. 36).

VOR- UND NACHTEILE DER MEDIKAMENTE

	VORTEILE BEI	NACHTEILE BEI
DIURETIKA	– Herzschwäche – Nierenschwäche (evtl. Schleifendiuretika)	– Gicht – metabolisches Syndrom – Glukoseintoleranz – zu viel Kalzium im Blut – zu wenig Kalium im Blut
BETABLOCKER	Herzkrankheiten: – Koronare Herzerkrankung – Zeit nach Herzinfarkt – Angina Pectoris – Tachykardie (Rhythmusstörung) – Herzschwäche (zusammen mit anderen Medikamenten)	– Asthma – Bradykardie (Rhythmusstörung: Herz schlägt zu langsam) – metabolisches Syndrom – Glukoseintoleranz – chronisch obstruktive Lungenerkrankung (COPD)
KALZIUM-ANTAGONISTEN	– stabiler Angina Pectoris – metabolisches Syndrom – Arteriosklerose	– Herzschwäche Nifedipin-Typ: – in der ersten Zeit nach Herzinfarkt – instabiler Angina Pectoris – Ödemen Verapamil-Typ: – Bradykardie (Rhythmusstörung) – Verstopfung
ACE-HEMMER	– Herzschwäche – Zeit nach Herzinfarkt – Koronare Herzerkrankung Diabetes – Nierenschwäche – metabolisches Syndrom – Arteriosklerose	– zu viel Kalium im Blut – Verengung der Arterien beider Nieren Schwangerschaft
SARTANE	siehe ACE-Hemmer – Unverträglichkeit von ACE-Hemmern (Husten)	siehe ACE-Hemmer

Einzeln oder in Kombination

Die medikamentöse Therapie kann mit nur einem Medikament (Monotherapie) oder gleich mit zwei Medikamenten (Kombinationstherapie) beginnen. Die Autoren der neuen europäischen Leitlinie von 2018 sprechen sich dafür aus, bei den meisten Patienten gleich mit zwei Wirkstoffen zu beginnen, damit die Therapie effektiver wird. Eine Monotherapie kommt aber zum Beispiel in Betracht, wenn Sie nur einen leichten Bluthochdruck (Grad 1) haben – z. B. bei Werten unter 155/95 mmHg vor Behandlung – und Sie ein niedriges Risiko für Herz-Kreislauf-Erkrankungen haben. Auch bei älteren Menschen kann zunächst eine Monotherapie sinnvoll sein.

Die Dosis des Medikaments wird in der Regel zunächst recht niedrig sein, denn der Bluthochdruck soll – wenn er nicht akut gefährlich ist – schrittweise über mehrere Wochen gesenkt werden. So wird die volle Wirkung der Medikamente, die oft erst nach Wochen eintritt, genutzt und der medikamentöse Eingriff in die Körperfunktionen am besten vertragen. Nebenwirkungen sind seltener oder schwächer ausgeprägt.

Wenn der Blutdruck nach dieser Zeit nicht ausreichend abgefallen ist, steigert der Arzt die Dosis. Ist der gewünschte Effekt damit immer noch nicht erreicht, wird Ihr Arzt entweder das Präparat wechseln oder zur Kombinationstherapie übergehen und ein Mittel aus einer anderen Substanzgruppe zusätzlich verordnen. Die Therapie sollte gleich mit zwei Wirkstoffen beginnen, wenn der Blutdruck deutlich erhöht ist oder ein erhöhtes Herz-Kreislauf-Risiko besteht, etwa wenn Sie zusätzlich an Diabetes oder einer chronischen Funktionsstörung der Niere erkrankt sind. Häufig werden dann – je nach Zusatzerkrankung – ein ACE-Hemmer oder Sartan mit einem Diuretikum oder Kalziumantagonisten kombiniert.

Genügt die Zweier-Kombination nicht, kann der Arzt wieder „nachjustieren" und die Dosis der Wirkstoffe erhöhen. Gegebenenfalls verordnet er zusätzlich einen dritten Wirkstoff. Bei einer solchen Dreifachkombination sollte immer ein Diuretikum mit im Boot sein, es sei denn, dieses wird nicht vertragen oder das Blut enthält zu wenig Natrium. Reicht das immer noch nicht, kann der Arzt noch einen vierten und fünften Wirkstoff verschreiben. So kann er sich gemeinsam mit Ihnen an den für Sie optimalen Wirkstoff oder Wirkstoffmischung herantasten, in der für Sie angemessenen Dosierung. Ziel ist eine medikamentöse Therapie, die den Blutdruck effektiv senkt und die Sie gleichzeitig gut vertragen.

MEHRERE ARZNEIMITTEL IN EINER FIXEN KOMBINATION? Vorteil für Sie: Sie müssen nur eine Tablette statt zwei oder drei Pillen einnehmen. Nachteilig bei den Kombi-Pillen ist, dass sich nur bei wenigen Präparaten die Dosis der einzelnen Wirkstoffe nicht variieren lässt. Deshalb kann es sinnvoll sein, schon im Vorfeld die wirksame und verträgliche Dosis mithilfe von Einzelpräparaten genau herauszufinden.

Der Vorteil der Monotherapie: Auf diese Weise kann das für Sie wirksamste und am besten verträgliche Medikament gefunden werden. Der Nachteil: Bis zur optimalen Blutdruckeinstellung kann eine längere Zeit vergehen. Dies kann auch misslingen. Das heißt, Sie brauchen etwas Geduld!

Der Vorteil der Kombinationstherapie: Sie erhöht die Wahrscheinlichkeit, dass der Blutdruck effektiv und rascher gesenkt wird, was besonders bei Patienten mit einem stark erhöhten Risiko für Herz-Kreislauf-Erkrankungen wichtig ist. Weil zwei Wirkstoffe mit verschiedenen Angriffspunkten kombiniert werden, kann der Arzt sie meist niedriger dosieren. Der Nachteil: Wenn die jeweiligen Wirkstoffe nicht einzeln ausprobiert wurden, könnte es sein, dass eine der ausgewählten Substanzen weniger wirksam ist. Der Patient wird in diesem Fall mit einem eher überflüssigen Medikament belastet. Wenn Sie sich diesbezüglich Sorgen machen, fragen Sie bei Ihrem Arzt nach, ob Ihre Bedenken berechtigt sind.

ACE-Hemmer – Schutz für Herz und Nieren

ACE-Hemmer gehören zu den meistverordneten Wirkstoffen nicht nur bei hohem Blutdruck, auch in Kombination mit einem Diuretikum oder einem Kalziumantagonisten (siehe S. 142 und S. 141). Abgesehen von der wesentlichen Nebenwirkung Reizhusten sind sie gut verträglich. ACE-Hemmer greifen in das Renin-Angiotensin-System (RAS) ein (siehe Grafik S. 138). Das RAS ist eine Kaskade von Hormonen und Enzymen. Es gilt als wichtiger Angriffspunkt bei der Therapie des hohen Blutdrucks. ACE steht dabei für „Angiotensin Converting Enzyme". Das ist ein Eiweißstoff, der das Hormon Angio-

DAS RENIN-ANGIOTENSIN-SYSTEM

Beim Renin-Angiotensin-System (RAS) handelt es sich um eine Kaskade von Hormonen und Enzymen, die den Blutdruck entscheidend beeinflussen.

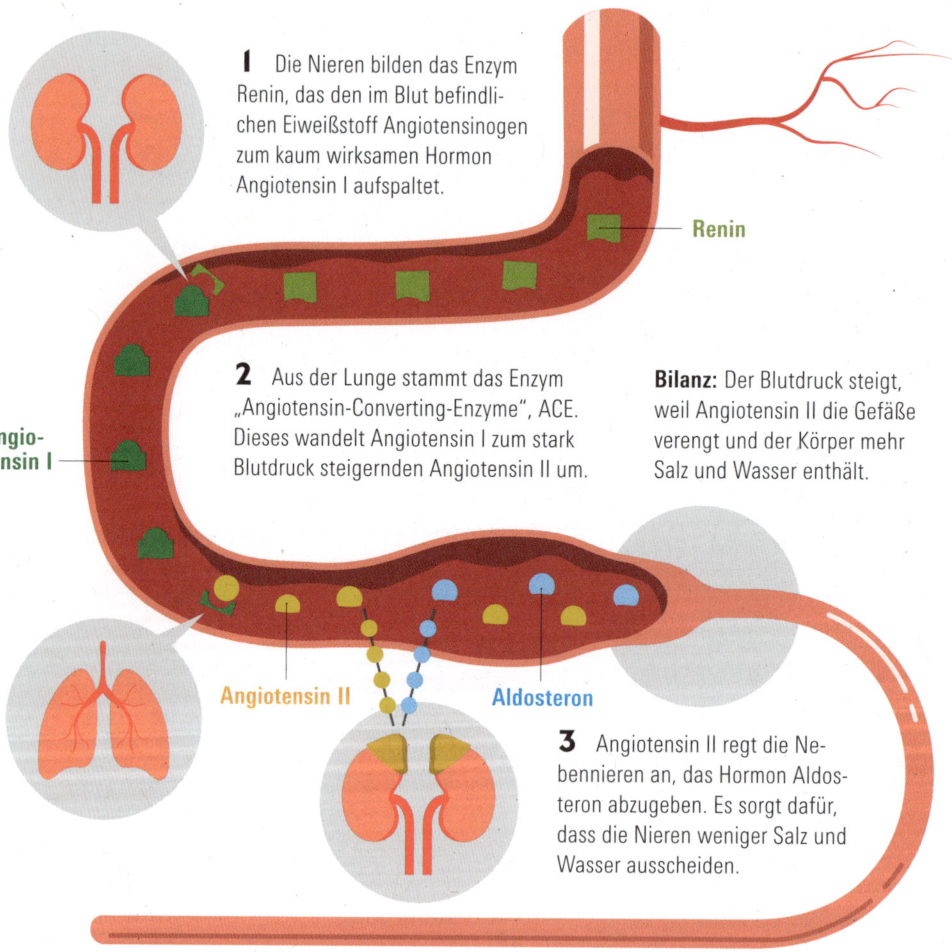

1 Die Nieren bilden das Enzym Renin, das den im Blut befindlichen Eiweißstoff Angiotensinogen zum kaum wirksamen Hormon Angiotensin I aufspaltet.

2 Aus der Lunge stammt das Enzym „Angiotensin-Converting-Enzyme", ACE. Dieses wandelt Angiotensin I zum stark Blutdruck steigernden Angiotensin II um.

Bilanz: Der Blutdruck steigt, weil Angiotensin II die Gefäße verengt und der Körper mehr Salz und Wasser enthält.

3 Angiotensin II regt die Nebennieren an, das Hormon Aldosteron abzugeben. Es sorgt dafür, dass die Nieren weniger Salz und Wasser ausscheiden.

tensin I in seine wirksame Form Angiotensin II umwandelt, sodass sich unsere Blutgefäße verengen. ACE-Hemmer blockieren diese Aktion, sodass sich die Adern wieder erweitern. Dadurch verringert sich der Widerstand, gegen den das Herz das Blut durch den Kreislauf pumpt, und der Blutdruck sinkt.

Die Namen der Wirkstoffe in ACE-Hemmern enden alle auf -pril: Benazepril, Captopril, Cilazapril, Enalapril, Fosinopril, Lisinopril, Perindopril, Quinapril, Ramipril und Trandolapril. Die verschiedenen Stoffe unterscheiden sich in ihrer Wirkstärke und -dauer. Der Vorteil langwirkender Substanzen: Sie müssen weniger häufig Tabletten einnehmen.

ACE-Hemmer sind besonders „geeignet", wenn zusätzlich zum hohen Blutdruck eine Herzschwäche (siehe S. 43) vorliegt. Bei Menschen mit Diabetes (siehe S. 56) können ACE-Hemmer dazu beitragen, dass die Nieren keinen Schaden nehmen. Und bei chronischen Nierenerkrankungen (siehe S. 51) besteht die Chance, dass sich die Organfunktion weniger verschlechtert, wenn ACE-Hemmer genommen werden.

STÖRENDER REIZHUSTEN: Sehr häufig – etwa bei jedem fünften Behandeltem – entwickelt sich ein lästiger trockener Reizhusten, vor allem nachts, manchmal erst nach monatelanger Einnahme. Wenn der Husten Sie oder Ihren Partner stört, sollten Sie mit Ihrem Arzt sprechen. Eventuell können die ACE-Hemmer durch Sartane ersetzt werden, die ähnlich wie ACE-Hemmer wirken, oder durch ein anderes Bluthochdruckmittel.

Keine ACE-Hemmer sollten Sie einnehmen, wenn Sie schon mal ein Angioödem (Quincke-Ödem) hatten. Das ist eine anfallsweise auftretende Schwellung durch Wassereinlagerungen, zum Beispiel im Mund- und Rachenraum. Diese wegen Erstickungsgefahr lebensgefährliche Nebenwirkung kann durch ACE-Hemmer hervorgerufen werden. Wenn bei Ihnen erblich bedingt das Hormon Aldosteron (siehe S. 19) im Blut zu hoch konzentriert ist, lässt sich ein erhöhter Blutdruck durch die Mittel nicht oder nicht ausreichend beeinflussen. Und wenn Sie afrikanischer Abstammung sind, kann der blutdrucksenkende Effekt ebenfalls geringer ausfallen – andere Wirkstoffe sind dann sinnvoller.

Sartane – die jüngeren Verwandten der ACE-Hemmer

Sartane entfalten weitgehend die gleichen Effekte wie die ACE-Hemmer. Sie haben deshalb auch einige Wechsel- und Nebenwirkungen mit den ACE-Hemmern gemeinsam. Reizhusten und allergische Reaktionen, wie Schwellungen von Haut und Schleimhaut vornehmlich im Gesicht (Angioödem, Quincke-Ödem), entwickeln sich aber deutlich seltener. Auf der anderen Seite sind Sartane bisher teurer als ACE-Hemmer. Von daher sind sie vor allem dann „geeignet“, wenn ACE-Hemmer nicht vertragen werden.

Die Namen der Wirkstoffe enden alle auf -sartan: Azilsartan, Candesartan, Eprosartan, Irbesartan, Losartan, Olmesartan, Telmisartan und Valsartan. So ist auch der Name dieser Medikamentengruppe entstanden: Sartane. Sie werden aufgrund ihres Wirkmechanismus auch Angiotensin-II-Rezeptorantagonisten, AT1-Blocker oder AT1-Antagonisten genannt.

DIE SORGE, DASS ACE-HEMMER ODER SARTANE eine Infektion mit SARS-CoV-2 fördern könnten, hat sich als unbegründet herausgestellt. Studien haben gezeigt, dass diese Blutdruckmedikamente eine COVID-19-Erkrankung nicht verschlechtern. Umgekehrt wird ein Schuh draus: Ein unbehandelter Bluthochdruck erhöht das Risiko für schwere Verläufe einer Corona-Erkrankung. Achten Sie also auch aus diesem Grund darauf, Ihre Medikamente konsequent einzunehmen.

Die Wirkung der Sartane ist mit der Wirkung von ACE-Hemmern (siehe S. 137) vergleichbar, nur die Art und Weise, wie diese erreicht wird, ist unterschiedlich. Sie verhindern nicht die Bildung, sondern die Wirkung des Hormons Angiotensin II, das die Blutgefäße verengt (siehe Grafik, S. 138). Während aber ACE-Hemmer von vorneherein die Bildung dieses Stoffes verhindern, verschließen Sartane sozusagen die Tür: Sie besetzen Rezeptoren, also Andockstellen für dieses Hormon, sodass es nicht „andocken“ und seine Wirkung nicht entfalten kann. Deshalb werden Sartane auch Angiotensin-II-Rezeptorantagonisten genannt. Weitere unromantische, aber dafür ebenfalls präzise Namen: AT1-Blocker oder AT1-Antagonisten, weil die betreffenden Rezeptoren AT1-Rezeptoren heißen. Durch diesen

Mechanismus erweitern Sartane die Blutgefäße. Dadurch verringert sich der Widerstand, gegen den das Herz das Blut durch den Kreislauf pumpt, und der Blutdruck sinkt.

Wie ACE-Hemmer wirken sich Sartane günstig auf eine bestehende Herzschwäche (siehe S. 43) aus. Vor allem wenn Sie neben hohem Blutdruck einen Diabetes (siehe S. 56) haben, können Sartane ein Nierenversagen verhindern helfen.

Kalziumantagonisten – die Gegenspieler von Kalzium

Kalziumantagonisten werden in der Monotherapie und in der Kombinationstherapie eingesetzt. Kalzium wirkt an den sogenannten glatten Muskelzellen, die die Weite der Blutgefäße regulieren. Wenn Kalzium in die Muskelzellen einströmt, ziehen sie sich zusammen und die Arterie verengt sich. Kalziumantagonisten verhindern diese Wirkung. Dadurch entspannt sich die Gefäßmuskulatur, die Gefäße erweitern sich und der Blutdruck sinkt. Hinzu kommen unterschiedlich starke Wirkungen auf das Herz.

Es gibt zwei Arten von Kalziumantagonisten: Diltiazem und Verapamil haben eine ähnliche Wirkung. Beide Wirkstoffe werden als Kalziumantagonisten vom Verapamil-Typ bezeichnet. Alle anderen Wirkstoffe leiten sich von Nifedipin ab und gelten deshalb als Kalziumantagonisten vom Nifedipin-Typ. Ihre Namen enden auf -pin: Amlodipin, Felodipin, Isradipin, Lercanidipin, Manidipin, Nifedipin, Nilvadipin, Nisoldipin, Nitrendipin.

Substanzen vom Verapamil-Typ senken nicht nur den Blutdruck, sondern verlangsamen auch den Herzschlag. Diejenigen vom Nifedipin-Typ wirken überwiegend auf die Blutgefäße und beschleunigen den Herzschlag eher. Nur bei den länger wirkenden Substanzen Amlodipin und Nitrendipin sowie bei Retardpräparaten (das sind Medikamente, die den Wirkstoff langsamer abgeben) ist das nicht der Fall. Bei hohem Blutdruck sollten in erster Linie Amlodipin und Nitrendipin eingesetzt werden. Beide verringern das Risiko, eine Herz-Kreislauf-Erkrankung zu bekommen, und die Wahrscheinlichkeit, daran zu sterben. Alle anderen Wirkstoffe aus der Gruppe der Kalziumantagonisten sind vor allem „geeignet", wenn sie zusammen mit einem anderen Wirkstoff eingesetzt werden. Mit ihnen lassen sich Folgeerkrankungen wie die koronare Herzerkrankung und Herzinfarkt (siehe S. 46) weniger gut verhindern oder es fehlen noch aussagekräftige Studien dazu.

BEI HERZSCHWÄCHE VORSICHT: Alle Kalziumantagonisten können das Herz schwächen, dieser Effekt bildet sich aber nach Absetzen zurück. Die Mittel können auch eine bereits bestehende Herzschwäche verschlimmern. Deshalb sollten sie in der Regel nicht bei einer unbehandelten Herzschwäche angewendet werden. Wenn Sie eine deutliche Gewichtszunahme, Müdigkeit, Schwäche, verminderte Leistungsfähigkeit und Atemnot beobachten, sollten Sie innerhalb von ein bis drei Tagen einen Arzt aufsuchen.

Kalziumantagonisten sind bei der Verhinderung von Schlaganfällen anderen Bluthochdruckmitteln überlegen. Studien belegen dies. Etwas weniger wirksam erwiesen sie sich allerdings in der Verhinderung von Herzschwäche. Eine bestehende Herzinsuffizienz kann sogar verschlimmert werden.

Außerdem kommen Kalziumantagonisten besonders dann infrage, wenn Sie an einem Verschluss von Becken- oder Beingefäßen leiden oder an Asthma, sodass sich die Einnahme von Betablockern verbietet. Die Beschwerden bei koronarer Herzkrankheit, der Angina Pectoris (siehe S. 45), kann durch Kalziumantagonisten abgemildert werden. Verapamil eignet sich besonders für Menschen mit Bluthochdruck und speziellen Formen von schnellem Herzschlag (Tachykardie).

Diuretika – die Wassertabletten

Diuretika sind entwässernde Medikamente und werden deshalb gerne „Wassertabletten“ genannt. Die Entwässerung funktioniert so: Die Diuretika regen die Nieren an, vermehrt Salz auszuscheiden. Den vermehrten Salzgehalt des Urins versuchen die Nieren auszugleichen, indem sie den Urin mit Wasser verdünnen. So nimmt das Salz das Wasser mit aus dem Körper. Dadurch verringert sich die Blutmenge, sodass das Herz weniger Blut durch den Kreislauf pumpen muss – und der Blutdruck sinkt. Bedeutsamer noch ist ein zweiter Wirkmechanismus, der sich nach längerer Einnahme einstellt: Durch die Entlastung des Herzens „entspannen" sich auch die Blutgefäße: Die Spannung der Muskeln in den Blutgefäßen lässt nach und der Blutdruck sinkt wegen eines geringeren Widerstandes in den Gefäßen.

Es gibt drei Typen von Diuretika: Thiazide, Schleifendiuretika und kaliumsparende Diuretika. Zu den Thiaziden und thiazidartigen Diuretika gehören die Wirkstoffe Chlortalidon, Hydrochlorothiazid, Indapamid, Xipamid. Die Wirkstoffe bei den Schleifendiuretika heißen Furosemid, Piretanid, Torasemid. Kaliumsparende Diuretika sind Spironolacton, Eplerenon, Amilorid, Triamteren.

Meistens werden Thiazide und thiazidartige Diuretika gegeben, denn sie sind besonders gut in Studien geprüft. Insbesondere bei älteren Patienten mit leichtem Bluthochdruck (Grad 1) sind sie das Mittel der ersten Wahl. Allerdings nur, wenn keine Krankheiten vorliegen, die ein anderes Vorgehen nahelegen, wie etwa eine ausgeprägte Nierenfunktionsstörung, Gicht oder Diabetes. Diuretika lassen häufig den Blutzucker ansteigen. Deshalb sollten Sie mit Ihrem Arzt sorgfältig abwägen, ob er Diuretika bei Diabetes oder Diabetes-Vorstufen (siehe S. 56) verschreibt. In jedem Fall müssen dann die Blutzuckerwerte im Auge behalten werden.

Wenn dagegen zusätzlich zum Bluthochdruck eine Herzschwäche (siehe S. 43) besteht, werden Diuretika empfohlen. Denn diese Mittel schwemmen Wasser aus, das sich bei Herzschwäche im Kreislauf und im Gewebe ansammelt, und erleichtern damit die Herzarbeit. Diuretika sind auch für Menschen mit Asthma gut geeignet, wenn Betablocker (wegen Engstellung der Atemwege) nicht gegeben werden sollen.

HÄUFIGES WASSERLASSEN ist naturgemäß eine Nebenwirkung der Diuretika, besonders zu Beginn der Therapie. Viele Behandelte haben Angst, mit den Diuretika regelrecht „auszutrocknen". Tatsächlich können bei höherer Dosierung oder bei Salz- und Wasserverlust durch starkes Schwitzen oder Durchfälle Mundtrockenheit, Durst, Schwäche- und Schwindelgefühle, Muskelschmerzen und -krämpfe sowie Kopfschmerzen Anzeichen von übermäßigem Salz- und Flüssigkeitsverlust sein. Wenn Sie dies bemerken, sollten Sie einen Arzt aufsuchen. Achten Sie darauf, dass Sie genügend trinken.

Schleifendiuretika wirken viel stärker wasserausschwemmend als die anderen Diuretikatypen und werden vor allem bei Nierenschwäche eingesetzt. Auch bei schwereren Formen der Herzschwäche sind sie sinnvoll, weil ihre Wirkung schnell und zuverlässig einsetzt. Kaliumsparenden Diuretika kommen immer dann zum Zug, wenn Patienten bei Thiaziden und Schleifendiuretika mit dem Wasser zu viel Kalium, einen wichtigen Mineralstoff im Körper, verlieren. Zur Monotherapie werden sie nur in besonderen Fällen verwendet.

Betablocker – die Herzschoner

Betablocker eignen sie sich in folgenden Fällen: bei koronarer Herzerkrankung (siehe S. 44), Herzrhythmusstörungen (siehe S. 47), bei Herzschwäche (siehe S. 43) vor allem in Kombination mit anderen Medikamenten. Betablocker sind zwar gut erprobte Mittel, unter anderem in der Migränetherapie und bei grünem Star, gelten aber mittlerweile bei Patienten mit hohem Blutdruck, aber ohne Begleiterkrankungen nur noch als „mit Einschränkung geeignet". Auch als alleiniges Mittel sind sie inzwischen in den Hintergrund getreten.

Betablocker wirken über drei Mechanismen. Zum einen dämpfen sie überaktive Nervenreize am Herzen: Es schlägt nicht mehr so schnell und die Herzarbeit wird effektiver. Zum anderen bremsen Betablocker in den Nieren die Produktion des Hormons Renin, das zu einer Verengung der Blutgefäße führt. Diese beiden Wirkungen erreichen die Betablocker dadurch, dass sie am sympathischen Nervensystem ansetzen. Das reguliert zahlreiche Körperfunktionen, die nicht der willentlichen Steuerung unterliegen (wie Herzfrequenz oder Weite der Blutgefäße). Hinzu kommt ein dritter Wirkmechanismus: Betablocker sensibilisieren die „Druckfühler" in den großen Arterien, die die Gefäßweite regulieren. Das Zusammenspiel dieser drei Effekte hat zur Folge, dass sich die Blutgefäße weiten und der Blutdruck sinkt.

Es gibt verschiedene Arten von Betablockern. Sie werden danach unterschieden, ob sie überwiegend am Herzen und an der Niere (selektive Betablocker) oder außerdem noch an den Bronchien der Lunge und den kleinen Arterien wirken (nichtselektive Betablocker). Dabei stellen Letztere die Bronchien und kleinen Arterien eng, was unerwünschte Wirkungen haben kann. In der Hochdrucktherapie werden sie nur selten angewendet. Eine weitere Gruppe von Beta-

CHECKLISTE
REGELN FÜR DIE EINNAHME

Nicht nur das Was, sondern auch das Wie ist entscheidend. Damit die Medikamente die Wirkung entfalten können, die Sie sich von ihnen erhoffen.

- ○ Nehmen Sie die Medikamente täglich ein. Jede Unterbrechung kann gefährlich werden.
- ○ Setzen Sie die Medikamente niemals auf eigene Faust ab. Reduzieren Sie nicht eigenständig die Dosis. Halten Sie immer Rücksprache mit Ihrem Arzt und teilen Sie ihm Ihre Wünsche mit.
- ○ Versuchen Sie, die Medikamenteneinnahme an Ihren Tagesablauf zu knüpfen. Wenn Sie zum Beispiel morgens immer eine Tasse Kaffee trinken, legen Sie die Medikamentenschachtel neben die Kaffeetasse oder neben die Zahnbürste.
- ○ Die beste Tageszeit für die Einnahme ist früh am Morgen, denn morgens sind die Blutdruckwerte oft am höchsten.
- ○ Halten Sie sich an eine feste Tageszeit für die Tabletten. Wenn Sie nicht dran gedacht haben, nehmen Sie die Pillen ruhig auch noch später ein, das ist besser als sie ganz auslassen. Aber: Dagegen sollten Sie, falls Sie eine Einnahme vergessen haben, nicht am nächsten Tag die doppelte Menge einnehmen!
- ○ Wenn Sie mehrere Tabletten zu unterschiedlichen Tageszeiten einnehmen müssen, können Sie sich Dosierhilfen aus der Apotheke holen. In die Plastikfächer können Sie die Pillen für den Tag einsortieren. Oder Sie besorgen sich eine Armbanduhr mit Weckfunktion, die Sie an die Einnahme erinnern soll. Die verschiedenen Tageszeiten können Sie einprogrammieren.
- ○ Messen Sie Ihren Blutdruck täglich jeweils vor der Medikamenteneinnahme, vor allem zu Beginn der Behandlung, damit Sie eine Kontrolle darüber haben, ob und wie die Medikamente über den Tag hin wirken. Außerdem können Sie bei Beschwerden verfolgen, ob der Blutdruck die Ursache sein könnte. Notieren Sie die Werte, am besten in einen Blutdruckpass.
- ○ Gehen Sie regelmäßig zum Arzt, besprechen Sie dort Ihre Blutdruckwerte und eventuellen Probleme mit den Medikamenten. Wenn Sie störende Nebenwirkungen beobachten oder vermuten, berichten Sie offen darüber.

blockern hat zusätzlich gefäßerweiternde Eigenschaften. Das führt jedoch zu keiner stärkeren Blutdrucksenkung.

Die Namen der Wirkstoffe enden fast alle auf -olol. Zu den selektiven Blockern gehören Atenolol, Betaxolol, Bisoprolol, Metoprolol. Propranolol ist ein nichtselektiver Blocker. Und Blocker mit Zusatzwirkung sind Carvedilol, Celiprolol, Nebivolol. Gegen Bluthochdruck werden bevorzugt selektive Betablocker eingesetzt.

Betablocker (insbesondere Atenolol, Bisoprolol und Metoprolol) sind für Patienten zu empfehlen, wenn sie an einer Form von Herzrhythmusstörungen erkrankt sind, bei denen das Herz in Ruhe sehr schnell schlägt (Tachykardie genannt, mehr als 90 Schläge pro Minute). Weil Betablocker günstig auf das Herz einwirken, werden sie auch bei mit anderen Herzproblemen gegeben, wie bei verengten Herzkranzgefäßen (also bei einer koronaren Herzerkrankung, siehe S. 44), bei Angina Pectoris und bei Herzschwäche sowie nach Herzinfarkt und zwar meist kombiniert mit anderen Mitteln.

(!) VORSICHT IST GEBOTEN, wenn bei Ihnen ein hohes Diabetes-Risiko besteht: Unter der Therapie mit Betablockern könnte sich ein Diabetes entwickeln. Ausführlich mit Ihrem Arzt beraten sollten Sie die Einnahme von Betablockern auch bei einem manifesten Diabetes. Denn wenn Sie Diabetes haben und Insulin spritzen oder Tabletten einnehmen, können Sie unter Betablockern die Symptome einer Unterzuckerung nicht mehr so gut wahrnehmen. Deshalb müssen Sie besonders zu Beginn der Behandlung Ihre Blutzuckerwerte häufiger als sonst kontrollieren.

Wenn Ihr Herz bereits sehr langsam schlägt – von Natur aus oder vielleicht aufgrund einer Herzkrankheit –, sollten Sie Betablocker im Allgemeinen nicht verschrieben bekommen. Es besteht die Gefahr eines zu langsamen Herzschlags (Brachykardie, unter 50 bis 40 Schläge pro Minute) mit einer Blockierung der Reizleitung vom Herzvorhof zur Herzkammer.

Auch wenn Sie an Asthma leiden, kann es den negativen Effekt geben, dass die gängigen Wirkstoff die Atemwege enger stellen. Wollen Sie dennoch eine Behandlung mit Betablockern versuchen, kommt nur ein selektiver Betablocker infrage. Damit bleibt die verengende Wirkung auf die Bronchien häufig gering.

Alpha-1-Blocker – die Prostatamittel

Alpha-1-Blocker gehören zu den Reservemitteln und werden in der Regel nur bei schwerer Hypertonie eingesetzt. Alpha-1-Rezeptoren-Blocker, verkürzt Alpha-1-Blocker genannt, besetzen bestimmte Bindungsstellen (Rezeptoren) in den Wänden der Blutgefäße. An diesen Stellen koppeln normalerweise die Hormone des sympathischen Nervensystems an, nämlich die Katecholamine. Diese bewirken, dass sich die Muskulatur der Blutgefäße zusammenzieht. Sind die Rezeptoren schon besetzt, können die Hormone ihre Wirkung nicht entfalten: Die Adern erweitern sich daher und der Blutdruck sinkt.

Alpha-1-Blocker – die Wirkstoffe heißen Doxazosin und Urapidil – senken den Blutdruck zwar zuverlässig, kommen aber in der Regel nur als viertes Mittel in einer Kombinationstherapie infrage, wenn Spironolacton nicht verordnet werden kann. Alleine gegeben werden sie als „wenig geeignet“ bei hohem Blutdruck bewertet, weil unter der Therapie Komplikationen am Herzen auftreten können. Es gibt aber eine Ausnahme: Als alleiniges Mittel kommen sie gegebenenfalls für Männer mit hohem Blutdruck in Betracht, die wegen einer vergrößerten Prostata schwerer Wasser lassen können, aber keine Herzerkrankung haben (weil die sich unter diesen Medikamenten verschlimmern kann). Bei Männern mit gutartiger Prostatavergrößerung können die Mittel den Blasenausgang so entspannen, dass zusätzlich das Wasserlassen wieder leichter fällt.

(!) WENN SIE GLEICHZEITIG MIT EINEM ALPHA-1-BLOCKER ein Mittel gegen Erektionsstörungen (Sildenafil, Tadalafil, Vardenafil) einnehmen, kann der Blutdruck so stark absinken, dass Sie ohnmächtig werden. Denn diese Wirkstoffe erweitern die Blutgefäße stark. Haben Sie deshalb bitte keine Scheu, Ihrer Ärztin, Ihrem Arzt zu berichten, dass Sie solche Medikamente einnehmen. Sie bekommen dann möglicherweise ein anderes blutdrucksenkendes Mittel verschrieben.

Der Wirkstoff Urapidil hat sich als Notfallmedikament bewährt, wenn der Blutdruck schlagartig sehr hoch ansteigt, wird dann jedoch als Spritze verabreicht. So haben Alpha-1-Blocker ihren Platz in der -Therapie, gehören aber nicht zu den Mitteln der ersten Wahl.

Gefäßerweiternde Mittel

Diese Mittel werden ebenfalls als Reservemittel nur bei schwerem Bluthochdruck eingesetzt, in Kombination mit einem Betablocker und einem Diuretikum sind sie „mit Einschränkung geeignet". Die Mittel weiten die Blutgefäße auf direktem Weg, und nicht indirekt, wie die oben besprochenen, deshalb werden sie auch Vasodilatatoren genannt (lat. vas = Gefäß, dilatare = weiten). Der Widerstand, gegen den das Herz das Blut durch den Kreislauf pumpt, nimmt ab und der Blutdruck sinkt.

Der Einsatz dieser gefäßerweiternden Mittel gilt nur als gerechtfertigt, wenn die Basismedikamente bei schwerem Bluthochdruck nicht ausreichend wirken, und selbst nicht in einer Drei- bis Vierfachkombination. Die Wirkstoffe heißen Dihydralazin, Minoxidil, Hydralazin, letzteres Mittel ist in Deutschland aber nur in einer festen Kombination mit anderen Wirkstoffen erhältlich.

ACHTEN SIE DARAUF, dass Sie immer eine ausreichende Menge der zusätzlich einzunehmenden Medikamente (in der Regel Diuretikum und Betablocker) vorrätig haben, zum Beispiel für das Wochenende oder auf Reisen. Denn wenn Sie die gefäßerweiternden Mittel allein einnehmen, besteht ein hohes Risiko für unerwünschte Wirkungen auf Herz und Kreislauf, bis hin zu Herzschwäche und Herzinfarkt.

Als Reaktion auf die Gefäßerweiterung schlägt das Herz schneller. Deshalb werden diese Mittel immer mit einem Betablocker zur Verlangsamung des Herzschlags kombiniert. Wenn der Puls in Ruhe anhaltend über 100 Schläge pro Minute ansteigt, sollten Sie einen Arzt aufsuchen. Zudem ist eine Kombination mit einem wassertreibenden Mittel, einem Diuretikum, zwingend. Denn die gefäßerweiternden Mittel führen dazu, dass sich vermehrt Wasser im Körper einlagert, besonders an den Beinen. Insbesondere zu Beginn sollten Sie sich deshalb nach dem Aufstehen morgens unbekleidet auf die Waage stellen. Wenn Sie eine unerklärliche Gewichtszunahme oder sogar Wassereinlagerungen an Armen und Beinen feststellen oder das Gesicht aufgedunsen wirkt, sollten Sie ärztlichen Rat suchen, ob die Dosis herabgesetzt, das Mittel für kurze Zeit abgesetzt oder die Diuretikatherapie intensiviert werden soll. Wegen der Nebenwirkungen sollte die Dosis der Mittel zu Beginn sehr niedrig gewählt sein.

Antisympathotonika – für andere Umstände

Auch die Antisympathotonika finden ihren Platz in der Hochdruckbehandlung bei einem mittelschweren und schweren Bluthochdruck, wenn die Basismedikamente mit ihrem Kombinationen nicht ausreichend wirken. Allerdings ist der Wirkstoff Methyldopa für Schwangere das Mittel der Wahl. Antisympathotonika wirken vor allem im zentralen Nervensystem. Dort stimulieren sie Gehirnregionen, in denen Alpha-2-Rezeptoren vorhanden sind (deshalb heißen sie auch Alpha-2-Agonisten). Dadurch hemmen sie die Funktion des sympathischen Nervensystems (Antisympathotonika), was dazu führt, dass weniger Noradrenalin und Adrenalin im Blut zirkulieren. Diese Hormone bewirken normalerweise, dass das Herz schneller schlägt und sich die glatte Muskulatur in der Wand der Blutgefäße zusammenzieht. Kann sich diese Wirkung nicht voll entfalten, schlägt das Herz langsamer und pumpt weniger Blut in die Adern, die sich zudem erweitern. Dadurch sinkt der Blutdruck.

Die Wirkstoffe heißen Clonidin, Methyldopa, Moxonidin. Methyldopa ist ein Wirkstoff, der sich bei hohem Blutdruck in der Schwangerschaft besonders bewährt hat und gut untersucht ist. Er hat keine bedeutsamen unerwünschten Wirkungen auf das Ungeborene und dessen spätere Entwicklung. Clonidin wird bei Bluthochdruckkrisen eingesetzt, gegebenenfalls als Injektion.

Renin-Inhibitoren – die „Neuen"

Die Hoffnungen waren groß, als der Renin-Inhibitor Aliskiren als erstor Vertreter einer neuen Medikamentengruppe 2007 zugelassen wurde. Wie die ACE-Hemmer und die Sartane greifen Renin-Inhibitoren in das Renin-Angiotensin-System (siehe Grafik, S. 138) ein, das bei der Regulierung des Blutdrucks eine zentrale Rolle spielt. Renin-Inhibitoren hemmen dabei das Hormon Renin. Renin bewirkt, dass sich der Eiweißstoff Angiotensinogen in das Hormon Angiotensin I umwandelt, aus dem sich in einem nächsten Schritt das gefäßverengende und damit blutdrucksteigernde Hormon Angiotensin II bildet (s. ACE-Hemmer und Sartane). Diese biochemische Kettenreaktion unterbinden Renin-Inhibitoren.

Renin-Inhibitoren setzen also an der ersten Stufe des Renin-Angiotensin-Systems an, wovon sich die Wissenschaftler Vorteile versprochen haben. Aliskiren kann zwar ähnlich gut wie die anderen Medikamente den Blutdruck senken. Doch im Unterschied zu den anderen Antihypertensiva fehlen Daten dazu, ob der Wirkstoff Folgeerkrankungen des hohen Drucks verhindern und die Sterberate verringern kann. Deshalb ist das Mittel nur „mit Einschränkung geeignet", wenn andere, geeignetere Blutdruckmittel nicht vertragen werden. Zudem ist das Mittel deutlich teurer als ACE-Hemmer oder auch Sartane. Seine Verordnungshäufigkeit ist im Laufe der Jahre deutlich gesunken.

Problem Nebenwirkungen

Viele Menschen möchten nicht jeden Tag „Chemie" schlucken und haben Angst vor den Nebenwirkungen der Medikamente. Doch böse Überraschungen sind glücklicherweise nur sehr selten zu erwarten.

Viele gute Studien und jahrelange bis jahrzehntelange Erfahrung mit vielen Millionen Patienten weltweit haben zumindest für die Basismedikamente gezeigt, dass es sich sowohl um wirksame als auch gut verträgliche Mittel handelt. Das hört sich vielleicht nicht so an, wenn Sie den Beipackzettel lesen. Doch Sie müssen bedenken, dass rechtlich gesehen jede schwere Nebenwirkung, die auch nur einmal während der Prüfverfahren aufgetaucht ist, dort aufgeführt sein muss. Von daher müssen Sie beachten, wie häufig oder selten eine unerwünschte Wirkung vorkommt. Bei den sehr seltenen, vielleicht drastisch klingenden Nebenwirkungen ist es eben sehr unwahrscheinlich, dass ausgerechnet Sie davon betroffen sein werden.

Doch sicherlich: Jedes Medikament kann einige unerwünschte Wirkungen auslösen, mit denen Sie sich eventuell auseinandersetzen müssen. Besonders zu Beginn der Hochdruck-Behandlung kann es sein, dass Sie sich nicht so wohl fühlen wie zuvor. Sie fühlen sich möglicherweise müde und schlapp oder Ihnen ist öfters schwindelig. Das hängt damit zusammen, dass sich Ihr Körper an den hohen Blutdruck gewöhnt hat und sich nun umstellen muss. Voraussichtlich wird es Ihnen nach wenigen Wochen wieder so gut gehen wie vorher. Wenn Sie einen sehr hohen Blutdruck hatten, fühlen Sie sich nach einiger Zeit der Medikamenteneinnahme wahrscheinlich belastbarer als vorher, weil zum Beispiel die Symptome wie Atemnot oder Kopfschmerzen nicht mehr auftreten. Wenn die Beschwerden sich auch nach einigen Wochen nicht gegeben haben, sollten Sie mit Ihrem Arzt besprechen, ob möglicherweise die Dosis des verordneten Mittels geändert oder das Medikament gewechselt werden muss. Ihre Beschwerden könnten aber auch ganz andere Ursachen als den hohen Blutdruck oder seine Behandlung haben, dem sollten Sie mit Ihrem Arzt nachgehen.

VIELE MÄNNER BEFÜRCHTEN, dass Blutdrucksenker die Erektionsfähigkeit einschränken. Tatsächlich kommt das eher selten vor und vor allem dann, wenn die Patienten es befürchten. Diesen psychologischen Effekt nennen Experten Nocebo-Effekt (nocebo = ich werde schaden), also ein negativer Effekt. Was Männer bedenken sollten: Bluthochdruck selber kann die Potenz beeinträchtigen.

Nebenwirkungen, wie zum Beispiel Kopfschmerzen, Magen-Darm-Beschwerden, Müdigkeit, Schwindel kommen bei fast allen Bluthochdruck-Medikamenten gelegentlich bis häufig vor. Diese Beschwerden können subjektiv sehr störend sein, auch wenn sie eher als harmlos einzuordnen sind. Nur Sie selber können beurteilen, wie sehr Sie sich dadurch beeinträchtigt fühlen und ob Sie sich damit arrangieren können oder nicht. Vielleicht haben Sie auch Glück und die Symptome vergehen nach einiger Zeit wieder.

Eins sollte man bei der Wahrnehmung von Beschwerden allerdings nicht außer Acht lassen: Wenn ein Symptom auftaucht, nachdem man ein neues Medikament eingenommen hat, ist die Versuchung groß, einen Zusammenhang herzustellen. Doch es kann auch bloßer Zufall sein, dass sich zum Beispiel Magen-Darm-Beschwerden ausgerechnet zu diesem Zeitpunkt bemerkbar machen, und die können ganz andere Ursachen haben. Ziehen Sie also bei geringgradigen Beschwerden nicht voreilig den Schluss, dass Sie das Medikament nicht vertragen, sondern probieren Sie es wenn möglich länger aus. Bleiben die Beschwerden über einen längeren Zeitraum, sollten sie zusammen mit dem Arzt überprüfen, ob die Beschwerden vielleicht andere Ursachen haben. Vielleicht handelt es sich auch um Wechselwirkungen mit anderen Medikamenten, die Sie einnehmen? Denn bestimmte Medikamente können sich gegenseitig in ihrer Wirkung – wie auch in ihren Nebenwirkungen – verstärken oder abschwächen.

Sprechen Sie auf jeden Fall immer mit der Ärztin über Ihre Beschwerden und teilen Sie ihr mit, wenn Sie sich beeinträchtigt fühlen. Haben Sie dabei keine Scham, auch über vermeintlich peinliche Beschwerden wie störend häufiges Wasserlassen, Harninkontinenz, Verstopfung oder sexuelle Probleme zu berichten. Es gibt schließlich die Möglichkeit, die Dosis herabzusetzen, die Einnahmezeiten zu ändern oder auf ein anderes Medikament oder eine andere Kombination auszuweichen. Dann verschwinden die Symptome in der Regel. Bei schweren Nebenwirkungen und wenn die Symptome für Sie bedrohlich sind, suchen Sie sofort eine Ärztin auf oder rufen Sie den Notarzt (Tel. 112).

Handelt es sich um eher harmlose Nebenwirkungen, finden Sie vielleicht für sich selbst heraus, was Ihre Beschwerden lindert und was Sie besser vermeiden sollten. Verstärken zum Beispiel ausgiebige Mahlzeiten, Alkohol oder die zusätzliche Einnahme von anderen Arzneimitteln Ihre Beschwerden? Wenn es sich um leichtere Beeinträchtigungen handelt, sollten Sie diese immer in Relation zu dem gesundheitlichen Nutzen des Medikaments setzen: Eine Senkung des Blutdrucks schützt Ihre Organe wegen der besseren Durchblutungsverhältnisse und Ihr Herz muss nicht mehr so viel leisten. Das heißt beispielsweise, Ihr Risiko, einen Schlaganfall zu erleiden, sinkt fast um die Hälfte, und auch das Risiko für einen Herzinfarkt nimmt deutlich ab. Im Übrigen verschwinden zahlreiche Nebenwirkungen nach einiger Zeit mit der Einstellung des Körpers auf das Arzneimittel.

WAS BEDEUTET „HÄUFIG“ UND WAS „SELTEN“ im Beipackzettel? Bei einer „häufigen“ Nebenwirkung sind ein bis zehn Prozent der Anwender betroffen, also ein bis zehn von hundert Patienten. Bei „sehr häufigen“ Nebenwirkungen mehr als zehn von hundert. „Seltene“ Nebenwirkungen treffen nur ein bis zehn von 10 000 Anwendern, „sehr seltene“ nicht einmal jeden 10 000sten.

CHECKLISTE NEBEN- UND WECHSELWIRKUNGEN

Keine Wirkung ohne Nebenwirkung.
Wichtig ist, dass Sie mögliche Wechselwirkungen mit anderen Medikamenten im Blick haben.

- ○ Rücksprache mit dem Arzt. Bei allen Medikamenten gegen Bluthochdruck sollten Sie zumindest die Neben- und Wechselwirkungen kennen. Beobachten Sie Nebenwirkungen, die Sie auf die Medikamente zurückführen, sollten Sie mit Ihrem Arzt Rücksprache nehmen und sie auf keinen Falls einfach absetzen.

- ○ Mehrere Medikamente. Blutdrucksenkende Mittel verstärken sich in ihrer Wirkung gegenseitig, wenn sie gleichzeitig eingenommen werden. Ein stärkerer Blutdruckabfall kann die Folge sein. Der Arzt muss die Dosierung anpassen.

- ○ Alkohol. Vorsicht mit alkoholischen Getränken! Manche Antihypertensiva verstärken die Wirkung von Alkohol.

- ○ Schwindel. Wenn Ihnen zu Beginn der Behandlung wegen des niedrigeren Blutdrucks häufiger schwindelig ist oder Sie sich müde fühlen, sollten Sie kein Fahrzeug lenken, keine Maschinen bedienen und keine Arbeiten ohne sicheren Halt verrichten. Der Blutdruck sollte auch im Stehen gemessen werden, um stärkere Abfälle zu erfassen.

- ○ Neue Beschwerden. Wenn Beschwerden neu auftreten, sich verstärken oder sich als sehr störend erweisen: Teilen Sie das Ihrem Arzt immer mit.

- ○ Reichliche Mahlzeiten. Insbesondere bei älteren Menschen kann, wenn sie zu einem üppigen Essen ein Blutdruckmittel einnehmen, danach der Blutdruck stärker abfallen. Wenn Sie dabei Müdigkeit und Schwindel öfters beobachten, besprechen Sie es mit Ihrem Arzt.

- ○ Medikamente gegen Nebenwirkungen? Statt eine Nebenwirkung mit einem weiteren Medikament zu bekämpfen, fragen Sie zunächst Ihre Ärztin, Ihren Arzt, ob Sie auf einen anderen Blutdrucksenker umsteigen können.

- ○ Im Beipackzettel oder unter www.medikamente-im-test.de können Sie sich über Neben- und Wechselwirkungen sowie die Gegenanzeigen informieren. Dort werden Medikamente mit ihrem Handelsnamen genannt, nicht nur wie hier mit den Wirkstoffen. Der Wirkstoff eines Medikaments ist auf der Verpackung oder im Beipackzettel angegeben. Sprechen Sie auch mit Ihrer Ärztin über mögliche Neben- und Wechselwirkungen.

Wenn der Druck nicht sinkt

Ist der Bluthochdruck schwer einstellbar, lässt sich das Problem oft beheben, indem Sie gemeinsam mit Ihrer Ärztin genauer hinschauen.

Mediziner nennen es „therapieresistente Hypertonie": Wenn trotz mehrerer Medikamente in hoher Dosierung der Blutdruck immer noch zu hoch ist. Studien legen nahe, dass sich fast immer der Blutdruck doch noch gut einstellen lässt oder es sich um eine „Pseudoresistenz" handelt. Es gibt viele Gründe für eine vermeintliche Therapieresistenz.

Fangen Sie bei Ihrem eigenen Verhalten an und beantworten Sie für sich folgende Fragen ganz ehrlich: Nehme ich die Medikamente regelmäßig und in der verordneten Dosierung ein? In einer Studie zeigte sich durch Messungen des Medikamentenspiegels im Blut, dass zwei Drittel der Teilnehmenden ihre Tabletten nicht vorschriftsmäßig eingenommen haben. Wenn Sie übergewichtig sind: Habe ich mein Gewicht reduzieren können? Außerdem: Sorge ich für genügend Bewegung und für genügend Entspannung? Habe ich meinen Kochsalzkonsum eingeschränkt? Wenn Sie einem regelmäßigen Schoppen Wein oder Bier nicht abgeneigt sind: Habe ich es geschafft, meinen Alkoholkonsum noch mehr zu reduzieren?

Wenn Sie eine oder mehrere Fragen mit Nein beantwortet haben, stellen Sie sich wiederum ehrlich die Frage: Bin ich überhaupt bereit, an den Punkten etwas zu ändern? Wenn nein, warum nicht? Wenn ja: Mit welchem Punkt wollen Sie anfangen? Und wer oder was könnte Ihnen dabei helfen?

Vielleicht waren Sie und/oder Ihr Arzt auch zu ungeduldig und Sie haben zu früh und zu häufig die Medikamente gewechselt. Inkonsequente und häufige Therapieversuche sind auch ein Grund für einen (vermeintlich) schwer einstellbaren Bluthochdruck. Sie sollten auch noch mal nachhaken, ob die Medikamente für Sie wirklich stimmen. Die Ärztin sollte prüfen, ob Sie ein ausreichend lang wirksames Präparat einnehmen und ob die Dosis ausreicht. Es sollten auch mindestens drei Antihypertensiva und ein Diuretikum dabei sein. Diese Kombi-Therapie muss erfolgt und nicht genügend wirksam gewesen sein, bevor man von einer resistenten Hypertonie spricht. Eine amerikanische Studie mit 470 000 Hypertonikern belegte, dass die Hälfte der scheinbar therapieresistenten Patienten nicht mit der optimalen Medikamenten-Kombination in optimaler Dosierung versorgt war.

Möglicherweise ist auch die Medikamentendosis nicht gut über den Tag verteilt: Wenn mindestens ein Antihypertensivum zur Schlafenszeit eingenommen wird, kann die Häufigkeit der Therapieresistenz gesenkt werden. Im Übrigen haben manche Medikamente eine Blutdruckerhöhung als Nebenwirkung, wie die „Verhütungs-Pille" oder entzündungshemmende Schmerzmittel. Blutdrucksteigernd wirken außerdem: größere Mengen von Lakritz, Anabolika, Kokain und bestimmte pflanzliche Arzneien. Das alles sollten Sie gemeinsam mit Ihrer Ärztin oder Ihrem Arzt prüfen. Auch in der Apotheke können Sie sich beraten lassen, besonders wenn Sie dort Stammkunde sind und das Personal dort über die Medikamente, die Sie einnehmen, informiert ist, vielleicht sogar eine Medikamentenliste von Ihnen vorliegt.

DER FEHLER KANN AUßERDEM BEI DER BLUTDRUCKMESSUNG liegen (siehe Sonderseite Messung S. 65): Vielleicht leiden Sie an einer „Weißkittel- oder Praxishypertonie" (siehe S. 14), Ihre Werte sind also nur in der Arztpraxis zu hoch und ansonsten in Ordnung. Oder die Manschette ist zu klein für Ihren Arm. Eine Langzeit-Blutdruckmessung (siehe S. 12) kann eine Praxishypertonie aufdecken und mit einer passenden Manschette werden die richtigen, möglicherweise niedrigeren Blutdruckwerte angezeigt.

Hinter einem schlecht einstellbaren Bluthochdruck kann auch eine bisher nicht erkannte Krankheit stecken, die den Druck steigen lässt. Die vermeintlich primäre Hypertonie könnte sich also als eine sekundäre Hypertonie entpuppen (siehe S. 18). Die Ärztin, der Arzt sollte Sie gründlich untersuchen, ob eine Nierenerkrankung, eine Verengung der Nierenarterien, eine Schlafapnoe oder eine Hormonstörung (vor allem das Conn-Syndrom, siehe S. 19) oder ein Phäochromozytom vorliegen. Erst wenn alle genannten Punkte geprüft sind und der Blutdruck immer noch nicht die für Sie geltenden Zielwerte erreicht hat (siehe S. 13) – dokumentiert durch eine 24-Stunden-

Messung –, dann spricht man von einer echten therapieresistenten Hypertonie. Doch häufig handelt es sich bei genauem Hinsehen um eine Pseudoresistenz und es gelingt fast immer, im Puzzlespiel der verschiedenen Medikamentenklassen und Substanzen eine ausreichend wirksame und verträgliche Medikation zu finden.

Gibt es Operationen oder andere Eingriffe?

Die Medikamente wirken nicht ausreichend? Oder Sie wollen nicht auf Dauer Medikamente nehmen? Wie schön, wenn ein Eingriff oder eine Spritze die lebenslange „Chemie" überflüssig machen könnte. Oder wenn ein schwer einstellbarer Blutdruck damit in den Griff zu bekommen wäre. Doch leider kann ein Bluthochdruck bisher nicht „wegoperiert" werden und eine Impfung gegen Bluthochdruck hat bisher nicht funktioniert. Angeboten werden zwei Alternativen für diejenigen Patientinnen und Patienten, bei denen alles nichts hilft: nämlich eine Verödung der Nierennerven (renale Sympathikusdenervierung) oder eine elektrische Stimulation der Barorezeptoren in der Halsschlagader. Beide Verfahren können zwar zu einer Besserung des Blutdrucks führen, jedoch in aller Regel nicht zu einer Normalisierung. Medikamente müssen also weiterhin genommen werden. Beide Verfahren sind bisher nur an kleine Patientengruppen geprüft worden. Größere Erfahrungen liegen für die Verödung der Nierennerven vor. Die Eingriffe sollten in spezialisierten Zentren erfolgen.

(!) BEVOR MAN ALSO ALLZU GROẞE HOFFNUNGEN auf noch nicht genügend erprobte Eingriffe setzt, steht die Frage im Vordergrund: Sind wirklich alle bewährten und wissenschaftlich geprüften Möglichkeiten der medikamentösen und nichtmedikamentösen Therapie ausgeschöpft?

Bei einer Verödung werden die Nierennerven über eine Katheterbehandlung ausgeschaltet, das Verfahren wird deshalb in der Fachsprache nicht nur renale Denervierung genannt, sondern manchmal auch als Ablation bezeichnet. Die Nierenarterien sind von einem Geflecht von Nervenfasern umgeben, die zum sympathischen

Nervensystem gehören und an der Regulation des Blutdrucks beteiligt sind. Bei der Behandlung wird ein Katheter über die Leiste bis zu den Nierenarterien vorgeschoben. Über seine stumpfe Spitze gibt der Katheter beispielsweise Hochfrequenzstrom an die Gefäßwand ab, sodass die Nervenfasern verödet werden. Die Methode gilt als schonend, weil sie ohne Operation auskommt. Wirksamkeit und Sicherheit müssen jedoch noch weiter untersucht werden. Daher sollte diese Behandlung nur im Rahmen von Studien erfolgen.

Zwar zeigten im Jahr 2010 erste Studien mit wenigen Patienten eine ausgeprägte Wirksamkeit dieses Eingriffs an den Nierennerven: Der Blutdruck war deutlich gesunken, der obere Wert um 20 bis 30 mmHg, was bis zu drei Jahre anhielt. Die hohen Erwartungen erhielten allerdings mit einer Studie aus dem Jahr 2014 einen Dämpfer. Diese Studie war größer und gründlicher als die bisherigen. Erstmals hat diese Untersuchung das neue Verfahren gegen eine Scheinprozedur verglichen, um Placeboeffekte auszuschließen. Der Unterschied zur Kontrollgruppe fiel nur sehr klein aus und war nicht signifikant. Nach einem Auf und Ab der Forschungsergebnisse hat sich aber inzwischen gezeigt, dass man Hoffnung in diese Methode setzen kann. Abhängig von der Erfahrung des Anwenders und der Technik der Verödung können sich die Ergebnisse sehen lassen. In einer hochwertigen Studie aus dem Jahr 2022 wiesen die Autoren nach, dass die Werte sich nicht nur kurzfristig signifikant verbessern, sondern anhaltend. Auch nach drei Jahren war der Blutdruck in der Denervierungs-Gruppe stärker gesunken als in der Kontrollgruppe, denen ein Eingriff vorgetäuscht wurde, um einen Placebo-Effekt auszuschließen. Bei Messungen in der Praxis ist der mittlere systolische Blutdruck in der Interventionsgruppe um 21 mmHg gesunken, in der Kontrollgruppe dagegen nur um 12,5 mmHg. Es zeigte sich sogar, dass die Absenkung des Blutdrucks mit der Zeit immer deutlicher ausfiel bei denjenigen, die richtig operiert wurden.

Alle Patientinnen und Patienten hatten eine therapieresistente Hypertonie. Die renale Denervierung kann also womöglich das Spektrum der Bluthochdruck-Therapie erweitern. Doch viele Fragen sind noch offen. So ist noch nicht geklärt, ob dieser Eingriff auch beispielsweise Schlaganfälle oder Herzinfarkte verhindern kann. Zudem wissen die Mediziner noch nicht, welche Betroffenen von der Verödung profitieren und welche nicht. Es fehlen noch direkte Vergleiche der verschiedenen Ablationstechniken. Zudem sind die Patientenzahlen immer noch recht klein und die Nachbeobachtungszeit recht kurz.

„Schrittmacher" täuscht das Gehirn

Im Gegensatz zur minimalinvasiven Katheterbehandlung an den Nieren handelt es sich bei diesem Eingriff um eine Operation mit größeren Risiken. So wird diese Behandlungsmethode nur von etwa einer Handvoll Zentren in Deutschland angeboten und wohl Patienten mit schwerstem Bluthochdruck vorbehalten bleiben.

Bei diesem Verfahren, auch Baroreflexstimulation genannt, wird dem Patienten ein schrittmacherähnliches Gerät unterhalb des Schlüsselbeins eingepflanzt. Per Kabel sind mit dem Gerät Elektroden verbunden, die zu den Halsschlagadern führen. Dort sitzen Nervenknötchen (Barorezeptoren) – kleine biologische Messfühler, die den Blutdruck über die Gefäßwand wahrnehmen und diese Information an das Gehirn weiterleiten (siehe „Perfekt geregelt", S. 9). Ist der Blutdruck zu hoch, senkt das vegetative Nervensystem die Herzfrequenz und erweitert gleichzeitig die Gefäße, sodass der Druck wieder fällt. Die Funktion dieses Reflexes ist bei Hochdruckpatienten beeinträchtigt.

FÜR DIE ABKLÄRUNG, ob Sie wirklich zu den therapieresistenten Hypertonikern gehören, ist der Besuch bei Spezialisten sicherlich notwendig. Zu empfehlen ist vor allem eine hypertensiologische Praxis, die auf Bluthochdruck spezialisiert und von der Deutschen Hochdruckliga e. V. (DHL) zertifiziert ist. Um zu klären, ob ein Eingriff für Sie infrage kommt, können Sie sich auch in ein von der DHL zertifiziertes Hypertonie-Zentrum begeben. Informationen und Adressen finden Sie auf: www.hypertoniezentrum.info.

Die Baroreflexstimulation folgt dem Prinzip: Stärkere Signale führen zu einer stärkeren Antwort. Der Stimulator signalisiert dem Gehirn einen hohen Blutdruck, indem die Nervenknoten durch elektrische Impulse gereizt werden. In der Folge schraubt das Gehirn die Aktivität des Sympathikus runter und steigert die des Parasympathikus (vegetatives Nervensystem, siehe S. 7), sodass der Blutdruck sinkt. Studienergebnisse zeigen, dass drei Jahre nach der Operation bei Gelegenheitsmessungen der Blutdruck noch deutlich gesunken sein kann. Doch auch bei diesem Eingriff gibt es weiterhin viele Unbekannte, etwa wie er sich auch nach vielen Jahren auswirkt, ob dadurch langfristig Organe vor Schäden geschützt werden und wie sich die Effektivität zusammen mit Blutdruck-Medikamenten gestaltet.

Das heißt: Beide Eingriffe bleiben weiterhin spezialisierten Zentren vorbehalten und weitere Forschung ist vonnöten. Patienten sollten derzeit vor allem im Rahmen von klinischen Studien mit diesen Methoden behandelt werden. Vorher ist gewissenhaft mit Ärzten abzuklären, ob man tatsächlich zu den wenigen Patienten gehört, die für den Eingriff infrage kommen. Eine therapieresistente Hypertonie muss nach den oben dargestellten Regeln gesichert sein.

Irgendwann ohne Medikamente?

Auf eigene Faust Medikamente absetzen oder reduzieren? Das kann schief gehen. Über alle Entscheidungen sollten Sie mit Ihrem Arzt diskutieren.

Alles in allem ist die medikamentöse Therapie des Bluthochdrucks für Arzt und Patient eine nicht ganz einfache Angelegenheit. Deshalb ist es wichtig, dass Sie miteinander im Gespräch bleiben und zusammenarbeiten. Sie können mit Ihrer Ärztin oder Ihrem Arzt überlegen, ob wirklich ein Medikament nötig ist. Und wenn ja, welches. Je besser Sie informiert sind, desto eher können Sie gemeinsam Strategien entwickeln. Allerdings lassen sich nicht alle Mediziner darauf ein und auch nicht alle Patientinnen und Patienten wollen so tief in die Materie einsteigen. Suchen Sie sich einen „ärztlichen Partner“, mit dem Sie gut zurechtkommen.

Mediziner sprechen von einer mangelnden Adhärenz oder Compliance des Patienten, wenn diese sich nicht an die ärztlichen Empfehlungen halten. Was nicht heißt, dass Sie nur brav befolgen sollen, was der Arzt „befiehlt“. Soweit möglich und gewünscht, sollten Sie mit Ihrem Arzt gemeinsam die Entscheidungen treffen. Bringen Sie Ihre Bedürfnisse dabei ein.

DREI BIS FÜNF VON ZEHN PATIENTEN brechen entweder die Therapie ab oder nehmen die Medikamente nur unvollständig ein, schätzen Experten. Ein Grund dafür kann sein, dass sich Hochdruck-Patienten genauso gut oder oft sogar besser fühlen, wenn sie die Tabletten nicht nehmen, weil Bluthochdruck meist keine Symptome macht. Sie ziehen daraus den falschen Schluss, dass sie die Tabletten nicht brauchen.

Medikamente absetzen

Die Therapie des Bluthochdrucks ist meistens eine Dauertherapie. Doch wenn Ihr Bluthochdruck nur leicht erhöht war oder Sie es geschafft haben, Ihren Lebensstil dauerhaft zu verändern, sodass die Werte mit den Arzneimitteln über längere Zeit normal waren, kann es sinnvoll sein, versuchsweise die Dosis zu reduzieren oder gar die Medikamente abzusetzen. Sie sollten dann allerdings nicht nachlassen und müssen weiterhin auf Gewicht, ausreichende Bewegung und die Ernährung achten. Um einen Wiederanstieg des Blutdrucks frühzeitig zu bemerken, sollten Sie Ihren Blutdruck regelmäßig, wenigstens zwei- bis dreimal pro Woche selbst messen.

Einige Medikamente wiederum wirken über Wochen nach. Sie lassen sich täuschen und glauben, ohne Medikamente auszukommen, während der Blutdruck langsam wieder steigt, vielleicht auf höhere Werte als zuvor.

Wenn Sie nur ein Medikament einnehmen (siehe „Monotherapie", S. 136), wird der Arzt das Medikament langsam ausschleichen und dabei den Blutdruck häufig kontrollieren. Bei mehreren Mitteln („Kombinationstherapie") wird zunächst nur eines abgesetzt oder in der Dosis reduziert. Bleibt der Blutdruck in den ersten Wochen trotzdem auf einem niedrigen Niveau, heißt das noch nicht, dass Sie aufatmen können. Denn es kann einige Zeit dauern, bis die Wirkung der Mittel abgeklungen ist.

Sie sollten daher den Blutdruck über mindestens vier bis sechs Wochen täglich kontrollieren. Im Laufe der Zeit muss nicht mehr jeden Tag gemessen werden, die Kontrollabstände – egal, ob Sie selber messen oder dafür die Arztpraxis aufsuchen –, sollten Sie mit Ihrem Arzt besprechen.

SO BEHANDELN SIE IHREN ARZT

Für eine erfolgreiche Therapie ist es wichtig, dass Sie Ihrem Arzt und Ihrer Ärztin rundum vertrauen.

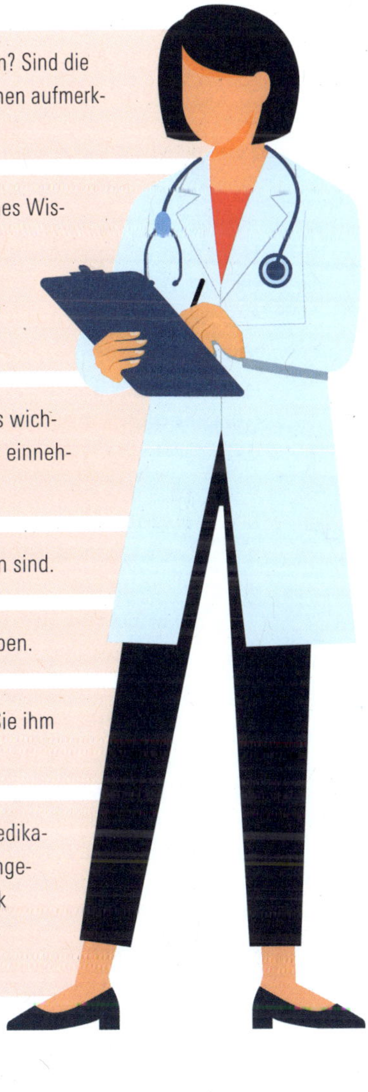

- **Checken Sie die Praxis:** Ist die Wartezeit angemessen? Sind die Praxismitarbeiterinnen freundlich und diskret? Hört der Arzt Ihnen aufmerksam zu? Erklärt er Ihnen alles ausführlich und verständlich?
- **Der Arzt verfügt zwar** über ein größeres medizinisches Wissen, aber nur Sie sind mit Ihrem eigenen Körper, Ihrer Lebenssituation und Ihrem Alltag vertraut. Deshalb sollten Sie Ihre persönlichen Erfahrungen immer mit einbringen und Ihre Meinung offen sagen dürfen.
- **Wegen eventueller Wechselwirkungen** ist es wichtig, dass Ihr Arzt alle Medikamente kennt, die Sie sonst noch einnehmen, auch solche, die rezeptfrei sind, oder „die Pille".
- **Sprechen Sie** über alle Symptome, die Ihnen aufgefallen sind.
- **Fragen Sie nach,** wenn Sie etwas nicht verstanden haben.
- **Teilen Sie** Ihrem Arzt Bedenken und Ängste mit. Sagen Sie ihm auch, wenn Sie von Medikamenten nicht viel halten.
- **„Beichten" Sie ihm,** wenn Sie ein verschriebenes Medikament nicht oder nicht in der vorgeschriebenen Dosierung eingenommen haben. Sonst wundert er sich, warum der Blutdruck nicht fällt, und ordnet womöglich weitere, in diesem Fall unnötige Untersuchungen oder Behandlungen an.

Wenn Sie stark schwankende Blutdruckwerte haben, z. B. nach dem Essen oder bei größerer Hitze sehr niedrige oder bei Anstrengung und Aufregung sehr hohe Werte, sprechen Sie mit Ihrem Arzt. Vielleicht kann er Ihnen durch Umverteilung der Medikamenteneinnahme helfen. Oder er rät Ihnen, bestimmte Medikamente mit zum Beispiel kürzerer Wirkdauer zu nehmen – oder auch Medikamente wegzulassen.

(!) EIN ABSETZEN DER MEDIKAMENTE darf nur unter ärztlicher Kontrolle geschehen. Denn wenn Sie die Mittel einfach mal weglassen oder weniger davon einnehmen, kann es passieren, dass der Blutdruck plötzlich in die Höhe schießt. Dieses Jo-Jo-Spiel schädigt den Körper mehr als ein gleichbleibender Blutdruck und Sie riskieren damit vielleicht sogar einen Schlaganfall, eine Herzschwäche oder einen Herzinfarkt.

Bei etwa einem von zwanzig Patienten zeigt sich bei entsprechenden Untersuchungen, dass doch eine körperliche Ursache für den Bluthochdruck auszumachen ist, wie zum Beispiel eine Verengung der Nierenarterien oder eine Hormonstörung (siehe „Sekundäre Hypertonie“, S. 18). Wird die zugrundeliegende Erkrankung erfolgreich behandelt, kann sich der Blutdruck wieder normalisieren und die Medikamente werden überflüssig. Auch wenn der Blutdruck gestiegen ist, weil Sie unter psychischem Druck stehen oder eine schwierige Lebens- oder Arbeitssituation zu bewältigen haben, besteht die Möglichkeit, dass der Druck wieder sinkt, nachdem sich alles beruhigt hat.

Ob mit Medikamente oder ohne: Ein Bluthochdruck zeigt an, dass etwas in Ihrem Körper und vielleicht auch in Ihrem Leben nicht in Ordnung ist. Bitten Sie bei Fragen, Wünschen, Sorgen auch Ihre Ärztin um ein ausführliches Gespräch. Nehmen Sie sich Zeit für sich und gehen Sie in sich. Was könnten Sie verändern? Was wollten Sie vielleicht schon immer mal angehen? Was könnte Ihnen dabei helfen? Aber auch: Was läuft gut, was tut Ihnen gut? Ziehen Sie Bilanz, kümmern Sie sich um Ihr Wohlbefinden und bleiben Sie dran.

HILFE

Medikamente im Überblick
Stichwortverzeichnis

MEDIKAMENTE IM ÜBERBLICK

Es gibt eine Vielzahl an Medikamenten bei Bluthochdruck. Jede Gruppe wirkt auf unterschiedliche Weise. Wie sie von der Stiftung Warentest bewertet werden, finden Sie hier.

	WIRKSTOFF	BEWERTUNG
ACE-Hemmer	Benazepril, Captopril, Cilazapril, Enalapril, Fosinopril, Lisinopril, Perindopril, Quinapril, Ramipril, Trandolapril	**Geeignet** bei hohem Blutdruck.
ACE-Hemmer + Calcium-antagonist	Enalapril + Nitrendipin, Perindopril + Amlodipin, Ramipril + Amlodipin	**Geeignet** bei hohem Blutdruck, wenn dieser mit einer der beiden Einzelsubstanzen allein nicht ausreichend gesenkt werden kann.
ACE-Hemmer + Calcium-antagonist	Enalapril + Lercanidipin, Ramipril + Felodipin, Trandolapril + Verapamil	**Geeignet** bei hohem Blutdruck, wenn dieser mit geeigneten Einzelsubstanzen nicht ausreichend gesenkt werden kann
ACE-Hemmer + Diuretikum	Ramipril + Piretanid	**Geeignet** bei hohem Blutdruck, wenn dieser mit einer der beiden Einzelsubstanzen allein nicht ausreichend gesenkt werden kann und gleichzeitig die Nierenfunktion deutlich eingeschränkt ist.
ACE-Hemmer + Calcium-antagonist + Diuretikum	Perindopril + Amlodipin + Indapamid	**Auch geeignet** bei hohem Blutdruck, wenn dieser mit den Einzelsubstanzen allein bzw. deren Zweierkombinationen nicht ausreichend gesenkt werden kann. Eine erforderliche Dosisanpassung ist mit dem Mittel nur schwer möglich.
Sartane	Azilsartan	**Auch geeignet** bei hohem Blutdruck, wenn ACE-Hemmer z. B. wegen chronischen Reizhustens nicht vertragen werden. Noch wenig erprobtes Mittel.
Sartane	Candesartan, Eprosartan, Irbesartan, Losartan, Telmisartan, Valsartan	**Geeignet** bei hohem Blutdruck, wenn ACE-Hemmer z. B. wegen chronischem Reizhusten nicht vertragen werden.

	WIRKSTOFF	BEWERTUNG
Sartane	Olmesartan	**Mit Einschränkung geeignet** bei hohem Blutdruck, wenn ACE-Hemmer z. B. wegen chronischem Reizhusten nicht vertragen werden. Olmesartan wirkt nicht besser als andere Sartane, es gibt aber Hinweise auf eine schlechtere Verträglichkeit.
Sartan + Diuretikum	Candesartan + Hydrochlorothiazid, Eprosartan + Hydrochlorothiazid, Irbesartan + Hydrochlorothiazid, Losartan + Hydrochlorothiazid, Telmisartan + Hydrochlorothiazid, Valsartan + Hydrochlorothiazid	**Geeignet** bei hohem Blutdruck, wenn dieser mit einer der beiden Einzelsubstanzen allein nicht ausreichend gesenkt werden kann und ACE-Hemmer als Kombinationspartner z. B. wegen chronischem Reizhusten nicht vertragen werden.
Sartan + Calcium antagonist	Candesartan + Amlodipin, Valsartan + Amlodipin	**Geeignet** bei hohem Blutdruck, wenn dieser mit einer der beiden Einzelsubstanzen allein nicht ausreichend gesenkt werden kann und ACE-Hemmer als Kombinationspartner z. B. wegen chronischem Reizhusten nicht vertragen werden.
Sartan + Calcium-antagonist	Telmisartan + Amlodipin	**Geeignet** bei hohem Blutdruck, wenn dieser mit Amlodipin allein nicht ausreichend gesenkt werden kann und ACE-Hemmer als Kombinationspartner z. B. wegen chronischem Reizhusten nicht in Frage kommen.
Sartan + Calcium-antagonist + Diuretikum	Valsartan + Amlodipin + Hydrochlorothiazid	**Geeignet** bei hohem Blutdruck, wenn dieser mit den Einzelsubstanzen allein bzw. deren Zweierkombinationen nicht ausreichend gesenkt werden kann und ACE-Hemmer als Kombinationspartner z. B. wegen chronischem Reizhusten nicht vertragen werden.
Sartan + Calcium-antagonist	Olmesartan + Amlodipin	**Mit Einschränkung geeignet** bei hohem Blutdruck, wenn dieser mit einer der beiden Einzelsubstanzen allein nicht ausreichend gesenkt werden kann und ACE-Hemmer als Kombinationspartner z. B. wegen chronischem Reizhusten nicht vertragen werden. Olmesartan wirkt nicht besser als andere Sartane, es gibt aber Hinweise auf eine schlechtere Verträglichkeit.

	WIRKSTOFF	BEWERTUNG
Sartan + Diuretikum	Olmesartan + Hydrochlorothiazid	**Mit Einschränkung geeignet** bei hohem Blutdruck, wenn dieser mit einer der beiden Einzelsubstanzen allein nicht ausreichend gesenkt werden kann und ACE-Hemmer als Kombinationspartner z. B. wegen chronischem Reizhusten nicht vertragen werden. Olmesartan wirkt nicht besser als andere Sartane, es gibt aber Hinweise auf eine schlechtere Verträglichkeit.
Sartan + Diuretikum + Calcium-antagonist	Olmesartan + Hydrochlorothiazid + Amlodipin	**Mit Einschränkung geeignet** bei hohem Blutdruck, wenn dieser mit den Einzelsubstanzen allein bzw. deren Zweierkombinationen nicht ausreichend gesenkt werden kann und ACE-Hemmer als Kombinationspartner z. B. wegen chronischem Reizhusten nicht vertragen werden. Olmesartan wirkt nicht besser als andere Sartane, es gibt aber Hinweise auf eine schlechtere Verträglichkeit.
Kalzium-antagonisten	Verapamil-Typ: Diltiazem, Verapamil	**Geeignet** bei hohem Blutdruck in Kombination mit anderen Wirkstoffen (z. B. Diuretika, ACE-Hemmer). **Mit Einschränkung geeignet** bei hohem Blutdruck als alleiniges Präparat, wenn geeignete Mittel nicht eingesetzt werden können. Folgeerkrankungen werden im Vergleich zu diesen nur in geringerem Ausmaß vermieden.
Kalzium-antagonisten	Nifedipin-Typ: Amlodipin, Nitrendipin	**Geeignet** bei hohem Blutdruck.
Kalzium-antagonisten	Nifedipin-Typ: Felodipin, Isradipin, Nifedipin	**Geeignet** bei hohem Blutdruck in Kombination mit anderen Wirkstoffen (z. B. Diuretika, ACE-Hemmer). **Mit Einschränkung geeignet** bei hohem Blutdruck als alleiniges Präparat, wenn geeignete Mittel nicht eingesetzt werden können. Folgeerkrankungen werden im Vergleich zu diesen nur in geringerem Ausmaß vermieden.
Kalzium-antagonisten	Nifedipin-Typ: Lercanidipin, Manidipin	**Geeignet** bei hohem Blutdruck in Kombination mit anderen Wirkstoffen (z. B. Diuretika, ACE-Hemmer). **Mit Einschränkung geeignet** bei hohem Blutdruck als alleiniges Präparat, wenn geeignete Mittel nicht eingesetzt werden können. Ob Folgeerkrankungen vermieden werden, ist noch nicht ausreichend nachgewiesen.
Kalzium-antagonisten	Nifedipin-Typ: Nifedipin unretardiert etwa als Tropfen oder Weichkapsel	**Wenig geeignet** bei hohem Blutdruck für die Dauerbehandlung, weil es sich um einen kurzwirkenden Calciumantagonisten vom Nifedipin-Typ handelt und das Mittel nicht retardiert ist. Es besteht ein erhöhtes Risiko für Herz-Kreislauf-Ereignisse.

	WIRKSTOFF	BEWERTUNG
Diuretika	Thiaziden: Chlortalidon, Hydrochlorothiazid, Indapamid	**Geeignet** bei hohem Blutdruck.
Diuretika	Thiazidartiges Diuretikum: Xipamid	**Geeignet** bei hohem Blutdruck, auch bei deutlich eingeschränkter Nierenfunktion.
Diuretika	Schleifendiuretika: Furosemid, Piretanid, Torasemid	**Geeignet** bei hohem Blutdruck, wenn die Nierenfunktion eingeschränkt ist. **Wenig geeignet** bei hohem Blutdruck bei Patienten ohne Beeinträchtigung der Nierenfunktion. Es besteht die erhöhte Gefahr unerwünschter Wirkungen auf den Flüssigkeitshaushalt.
Diuretika	Kaliumsparende Diuretika: Spironolacton	**Geeignet** bei hohem Blutdruck, wenn dieser auf eine Überproduktion des Hormons Aldosteron zurückgeht oder – falls kein Nachweis einer Aldosteronüberproduktion vorliegt – wenn der Blutdruck auch mit einer Kombination aus drei Blutdrucksenkern nicht ausreichend gesenkt werden kann.
Kombination: Zwei Diuretika	Bemetizid + Triamteren, Bendroflumethiazid + Amilorid, Hydrochlorothiazid + Amilorid, Hydrochlorothiazid + Triamteren, Xipamid + Triamteren	**Geeignet** bei hohem Blutdruck, wenn der durch Thiazide verursachte Kaliumverlust begrenzt werden soll.
Betablocker	Selektive Blocker: Bisoprolol, Metoprolol	**Geeignet** bei hohem Blutdruck, wenn zusätzlich eine koronare Herzkrankheit oder auch – in Kombination mit anderen Mitteln – wenn eine Herzschwäche vorliegt. **Mit Einschränkung geeignet** bei hohem Blutdruck ohne Begleiterkrankungen, wenn geeignete Einzelsubstanzen nicht eingesetzt werden können. Folgeerkrankungen werden im Vergleich zu diesen nur in geringerem Ausmaß vermieden.
Betablocker	Selektiver Betablocker: Atenolol	**Geeignet** bei hohem Blutdruck, wenn zusätzlich eine koronare Herzkrankheit vorliegt. **Mit Einschränkung geeignet** bei hohem Blutdruck ohne Begleiterkrankungen, wenn geeignete Einzelsubstanzen nicht eingesetzt werden können. Folgeerkrankungen werden im Vergleich zu diesen nur in geringerem Ausmaß vermieden.

	WIRKSTOFF	BEWERTUNG
Betablocker	Selektiver Betablocker: Betaxolol	**Mit Einschränkung geeignet** bei hohem Blutdruck. Betaxolol senkt den Blutdruck. Dass dadurch auch die Folgeerkrankungen des hohen Blutdrucks vermieden werden können, sollte noch besser belegt werden.
Betablocker + Diuretikum	Atenolol + Chlortalidon, + Metoprolol + Hydrochlorothiazid	**Geeignet** bei hohem Blutdruck, wenn zusätzlich eine koronare Herzkrankheit vorliegt. **Mit Einschränkung geeignet** bei hohem Blutdruck ohne Begleiterkrankungen, wenn geeignete Kombinationen nicht eingesetzt werden können. Folgeerkrankungen werden im Vergleich zu diesen nur in geringerem Ausmaß vermieden.
Betablocker + Calcium-antagonist	Bisoprolol + Amlodipin, Metoprolol + Felodipin,	**Geeignet** bei hohem Blutdruck, wenn zusätzlich eine koronare Herzkrankheit vorliegt. **Mit Einschränkung geeignet** bei hohem Blutdruck ohne Begleiterkrankungen, wenn geeignete Kombinationen nicht eingesetzt werden können. Folgeerkrankungen werden im Vergleich zu diesen nur in geringerem Ausmaß vermieden.
Betablocker + Diuretikum + gefäßerweiterndes Mittel	Atenolol + Chlortalidon + Hydralazin-hydrochlorid	**Mit Einschränkung geeignet** bei hohem Blutdruck. Nur anzuwenden, wenn dieser mit geeigneten Einzelsubstanzen, Zweierkombinationen oder Dreierkombinationen nicht ausreichend gesenkt werden kann.
Betablocker + Diuretikum	Bisoprolol + Hydrochlorothiazid	**Geeignet** bei hohem Blutdruck, wenn zusätzlich eine koronare Herzkrankheit vorliegt. **Mit Einschränkung geeignet** bei hohem Blutdruck ohne Begleiterkrankungen, wenn geeignete Kombinationen nicht eingesetzt werden können. Folgeerkrankungen werden im Vergleich zu diesen nur in geringerem Ausmaß vermieden.
Nichtselektiver Betablocker	Propranolol	**Mit Einschränkung geeignet** bei hohem Blutdruck ohne Begleiterkrankungen, wenn geeignete Einzelsubstanzen nicht eingesetzt werden können. Folgeerkrankungen werden im Vergleich zu diesen nur in geringerem Ausmaß vermieden. Propranolol wirkt nicht selektiv, was zu unerwünschten Wirkungen an Lunge und Herz führen kann.

	WIRKSTOFF	BEWERTUNG
Betablocker mit Zusatzwirkung	Carvedilol	**Geeignet** bei hohem Blutdruck, wenn zusätzlich eine koronare Herzkrankheit oder auch – in Kombination mit anderen Mitteln – wenn eine Herzschwäche vorliegt. **Mit Einschränkung geeignet** bei hohem Blutdruck ohne Begleiterkrankungen, wenn geeignete Einzelsubstanzen nicht eingesetzt werden können. Folgeerkrankungen werden im Vergleich zu diesen nur in geringerem Ausmaß vermieden.
Betablocker mit Zusatzwirkung	Nebivolol	**Geeignet** bei hohem Blutdruck kombiniert mit anderen Mitteln wie ACE-Hemmer oder Diuretika, wenn zusätzlich auch eine Herzschwäche vorliegt. **Mit Einschränkung geeignet** bei hohem Blutdruck ohne Begleiterkrankungen, wenn geeignete Einzelsubstanzen nicht eingesetzt werden können. Folgeerkrankungen werden im Vergleich zu diesen nur in geringerem Ausmaß vermieden.
Betablocker	Celiprolol	**Mit Einschränkung geeignet** bei hohem Blutdruck. Celiprolol wirkt blutdrucksenkend. Dass dadurch auch Folgeerkrankungen des hohen Blutdrucks vermieden werden können, sollte noch besser belegt werden.
Alpha-1-Blocker	Doxazosin, Urapidil	**Mit Einschränkung geeignet** bei hohem Blutdruck bei Männern mit einer Störung beim Wasserlassen aufgrund einer vergrößerten Prostata, wenn keine Herzkrankheiten vorliegen, oder auch – unabhängig vom Geschlecht – bei schwer therapierbarem hohem Blutdruck als vierter Blutdrucksenker im Rahmen einer Kombinationsbehandlung. **Wenig geeignet** bei hohem Blutdruck als alleiniges Mittel oder in Kombination mit einem weiteren Blutdrucksenker, weil unter der Therapie Komplikationen am Herzen (Herzschwäche) auftreten können.
Gefäßerweiternde Mittel	Dihydralazin	**Mit Einschränkung geeignet** bei hohem Blutdruck. Nur in Kombination mit anderen Mitteln, wenn der Blutdruck mit geeigneten Einzelsubstanzen oder deren Kombinationen nicht ausreichend gesenkt werden kann. Es fehlen Studien, die zeigen, dass Folgeerkrankungen seltener auftreten oder die Sterberate verringert wird.

	WIRKSTOFF	BEWERTUNG
Gefäßerweiternde Mittel	Minoxidil	**Mit Einschränkung geeignet** bei hohem Blutdruck. Nur in ständiger Kombination mit einem Betablocker und einem Diuretikum, wenn geeignete Einzelsubstanzen oder Kombinationen nicht angewendet werden können, nicht ausreichend wirken oder nicht vertragen werden. Es fehlen Studien, die zeigen, dass Folgeerkrankungen seltener auftreten oder die Sterberate verringert wird.
Antisympathotonika	Clonidin	**Mit Einschränkung geeignet** bei hohem Blutdruck. Nur anzuwenden in Kombination mit anderen Mitteln (vor allem Diuretika). Für eine Monotherapie stehen verträglichere Alternativen zur Verfügung.
Antisympathotonika	Methyldopa	**Geeignet** bei hohem Blutdruck in der Schwangerschaft.
Antisympathotonika	Moxonidin	**Mit Einschränkung geeignet** bei hohem Blutdruck. Nur anzuwenden in Kombination mit anderen Mitteln (vor allem Diuretika). Es fehlen Studien, die einen Langzeitnutzen zeigen.
Renin-Inhibitoren	Aliskren	**Mit Einschränkung geeignet** bei hohem Blutdruck, wenn geeignete Einzelsubstanzen nicht eingesetzt werden können. Bislang fehlen Studien, die nachweisen, dass Folgeerkrankungen seltener auftreten oder die Sterberate verringert wird.
Renin-Inhibitor + Diuretikum	Aliskiren + Hydrochlorothiazid	**Mit Einschränkung geeignet** bei hohem Blutdruck, wenn dieser mit geeigneten Einzelsubstanzen allein oder deren Kombinationen nicht ausreichend gesenkt werden kann. Dass Aliskiren Folgeerkrankungen und Sterberate verringert, ist nicht ausreichend untersucht.

REGISTER

C

D

E

F

G

H

O

P

R

S

T

U

V

W

Y

Z

Die Stiftung Warentest wurde 1964 auf Beschluss des Deutschen Bundestages gegründet, um dem Verbraucher durch vergleichende Tests von Waren und Dienstleistungen eine unabhängige und objektive Unterstützung zu bieten.

Wir kaufen – anonym im Handel, nehmen Dienstleistungen verdeckt in Anspruch.

Wir testen – mit wissenschaftlichen Methoden in unabhängigen Instituten nach unseren Vorgaben.

Wir bewerten – von sehr gut bis mangelhaft, ausschließlich auf Basis der objektivierten Untersuchungsergebnisse.

Wir veröffentlichen – anzeigenfrei in unseren Büchern, den Zeitschriften test und Finanztest und im Internet unter www.test.de

Anke Nolte ist freie Medizinjournalistin in Berlin. Eine ganzheitliche Sicht auf Gesundheit sowie eine gute Kommunikation im Gesundheitswesen sind ihr ein Anliegen. Bei der Stiftung Warentest hat sie mehrere Bücher über Bluthochdruck geschrieben sowie einen Ratgeber über Essstörungen.

Prof. Dr. med. Manfred Anlauf war bis 2004 Chefarzt der Medizinischen Klinik II des Zentralkrankenhauses Reinkenheide in Bremerhaven. Seit vielen Jahrzehnten ist er Mitglied der Arzneimittelkommission. Sein Arbeitsschwerpunkt liegt in dem großen Themenspektrum der Erkrankungen, die mit Bluthochdruck einhergehen.

5., aktualisierte Auflage, 1. Nachdruck

Stiftung Warentest
Lützowplatz 11–13
10785 Berlin
Telefon 0 30/26 31–0
Fax 0 30/26 31–25 25
www.test.de
email@stiftung-warentest.de

USt-IdNr.: DE136725570

Vorstand: Hubertus Primus
Weitere Mitglieder der Geschäftsleitung:
Dr. Holger Brackemann, Julia Bönisch, Daniel Gläser

Programmleitung: Niclas Dewitz

Autorin: Anke Nolte
Experte: Prof. Dr. med. Manfred Anlauf

Projektleitung: Veronika Schuster
Lektorat: Heike Plank, Holtum
Mitarbeit: Merit Niemeitz
Korrektorat: Christian von Raumer, Berlin
Titelentwurf: Christian Königsmann
Layout: Christian Königsmann
Grafik, Satz: Anna Bakalovic, Berlin
Illustrationen: Christian Königsmann
Bildnachweis: AdobeStock: 74; GettyImages: S. 53, 74, 114, 161; Mario Mensch, Hamburg: S. 9
Infografiken: Christian Königsmann

Produktion: Vera Göring, Christian Königsmann
Verlagsherstellung: Rita Brosius (Ltg.), Romy Alig, Susanne Beeh
Litho: tiff.any, Berlin
Druck: Fromm + Rasch GmbH & Co. KG., Osnabrück

ISBN: 978-3-7471-0600-6

Wir haben für dieses Buch 100 % Recyclingpapier und mineralölfreie Druckfarben verwendet. Stiftung Warentest druckt ausschließlich in Deutschland, weil hier hohe Umweltstandards gelten und kurze Transportwege für geringe CO_2-Emissionen sorgen. Auch die Weiterverarbeitung erfolgt ausschließlich in Deutschland.